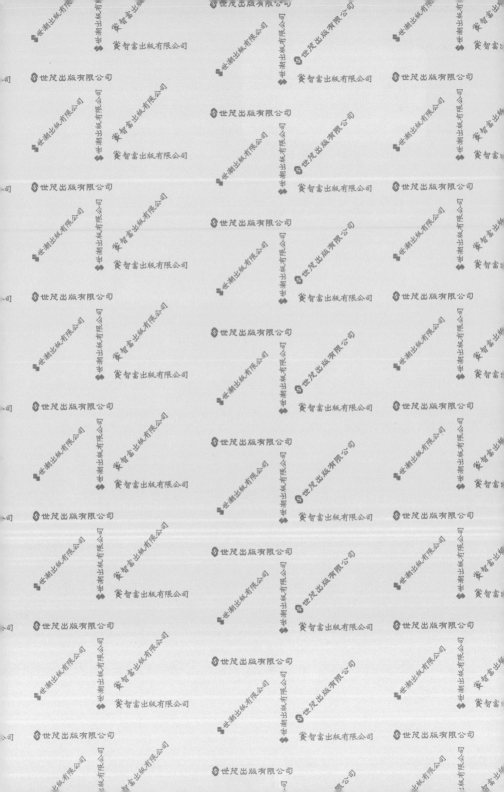

每天排毒抗癌的80個方法

松井宏夫◎著
林碧清◎譯

前言

在日本，因癌症死亡的人數逐年增加。一九八一年，癌症死亡人數爲十六萬六千三百九十九人，居總死亡人數的首位。爲了抑制癌症死亡人數遽增，日本於一九九四年提出「克服癌症十年計畫」，當時癌症死亡人數高達二十四萬三千六百七十人。到了二〇〇〇年時，更增加爲二十九萬五千三百九十九人。您閱讀本書的現在，則已經超過三十萬人了。

在邁入二十一世紀的今日，克服癌症雖然困難重重，但仍寄望藉著基因研究等來改善。並且，醫療前線已經開始尋求新方法與癌症巧妙共存。

由於癌症是生活習慣病，光是治療並非萬全之策，因此在二十世紀後半期，藉由改善生活習慣來預防癌症的趨勢逐漸成型。「別開玩笑了！我現在的生活方式不是很好嗎？我才不想爲了多活幾年而改變自己的生活方式。這樣的生活不是改善，而是改惡！」如果你是說這樣話的人，可能對本書根本不感興趣！

會閱讀本書的人，心中一定希望能有效防癌而長壽。

本書中提到許多與防癌有關的食物、習慣、運動等，都有其科學根據。但是，自己的身體到底與防癌有多密切的關係，仍很難爲各位詳細說明。唯有努力實行，才能避免癌症發生，此外，經由實行這些預防措施，也能讓身體長保健康。

「死亡」是人人終將面對的課題，但如果已認眞思考「人爲什麼而活」，在被醫師告知罹患癌症後，將能較坦然面對。總之，「預防勝於治療」，藉由本書，您不妨思考如何保有不會罹患癌症的身體，進而創造更具意義的人生，這是我寫作本書的主要動機，祝您身體健康，萬事如意！

松井　宏夫

CONTENTS

目錄

CONTENTS

CONTENTS

第4章 嚴格遵守注意事項就能遠離癌症

CONTENTS

CONTENTS

第1章

在家中廚房也能自製的防癌特效食

1

特效食

納豆

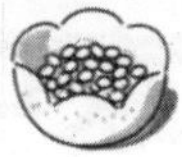

納豆中所含的寡糖、纖維素、納豆菌都備受矚目

除了防癌之外，也能預防骨質疏鬆症並去除膽固醇

「巨人隊的松井秀喜選手（現已轉戰美國洋基隊）正在實行納豆減肥法！」聽到這個消息，很多醫師都說：「這是很好的方法。」因此，納豆減肥法逐漸受人歡迎。

納豆並非新潮的減肥食品，而是古老的智慧食品。最近納豆會再受到注意，是因爲它能有效對抗乳癌和大腸癌。老鼠照射過多X光會罹患癌症，已經由實驗證明；而乳房對X光的感受性高，較容易罹患癌症。

對老鼠照射了足以產生癌症的X光之後，分爲A、B二組。A組給予製造納豆的素材大豆，B組則不給予大豆。結果，A組老鼠的乳癌罹患率爲四十四％，B組爲七十四％，證實大豆食品具有抑制乳癌的作用。

爲何大豆食品能夠抑制乳癌？因爲，大豆含有豐富的大自然營養素，包括類似女性荷爾蒙雌激素作用的異黃酮。長期暴露在雌激素中，會提高乳癌或子宮癌的罹患率。由此看來，情況應該完全相反，大豆如何抑制乳癌呢？美國的研究者推論：「在日常生活中以自然的方式攝取大豆，具有抗雌激素的作用。」

大豆是否能夠抑制乳癌，仍有待今後科學的研究與證明。不過，在其他方面，納豆也有很好的作用，例如能夠預防逐年增加的大腸癌。關於這一點，是因爲納豆中含有寡糖、纖維素及納豆菌。在人類的腸道內有超過一百種、一百兆個腸內細菌；當壞菌增加時，有害物質隨之增加，造成糞便帶有惡臭，也會引起便秘或下痢，使得免疫力減退。

當壞菌增加時，會製造出更多的致癌物質，這些有害物質長期積存在腸道內，

●乳癌的死亡人數、死亡率的演變

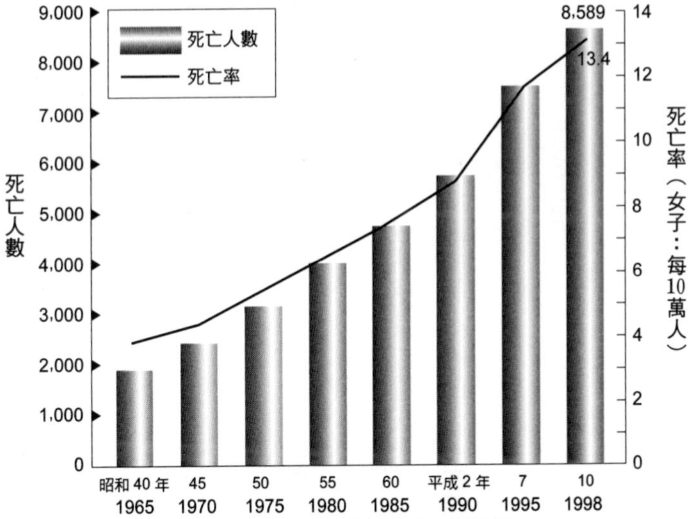

資料：厚生勞働省「人口動態統計」

就會引起大腸癌。

納豆菌具有增加益菌的作用，寡糖則能成爲益菌的食物。纖維素雖然不會被消化，但能吸附多餘的膽固醇或致癌物質，使其排出體外。對提升整腸作用而言，這些都是不可或缺的物質。

可預防乳癌、大腸癌的納豆，還有許多作用，如納豆中所含的維他命K可強健骨骼，也能預防女性較易罹患的骨質疏鬆症。

此外，卵磷脂可使腦細胞恢復青春，納豆激酶能溶解血栓，預防狹心症、心肌梗塞、腦中風等。

晚餐攝取納豆，也有防癌、降低膽固醇的效果。但是，將納豆激酶加在攝氏七十度以上的熱飯上，則效力消失，這點要特別注意。另外，正在服用降血脂等藥物的人，因爲納豆會抑制藥效，請要先和醫師商量後再使用。

2 特效食 菠菜、牛乳、豆類、肝臟

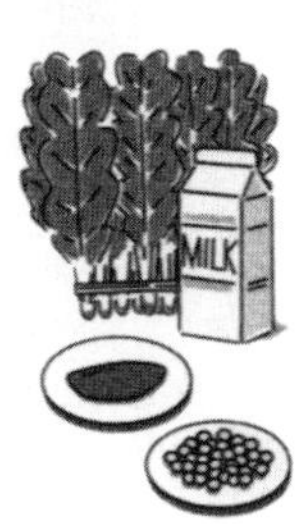

攝取葉酸及維他命B_{12}遠離肺癌

有效成分可以治癒會轉移為肺癌的「扁平轉化上皮」

根據日本一九九三年的人口動態統計，佔男性癌症死因首位的是肺癌，而今男女死因首位皆是肺癌。提到肺癌，就讓人聯想到吸菸，而二手菸也非常可怕。你知道嗎？全世界每年有三百萬人死於肺癌。

除了香菸，柴油引擎排放的廢氣所造成的大氣污染、人口高齡化、隨著資訊爆炸而日漸增加的生活壓力，以及從事必須處理放射性致癌物質等工作，導致肺癌患者激增。

肺癌很難早期發現，除了吸菸之外，東京醫科大學第一外科加藤治文教授的研究團隊，提出可以防止肺癌的研究報告。

在日本癌症學會、日本肺癌學會中，加藤教授都曾經發表「葉酸與維他命B_{12}」可有效治療會導致肺癌的「扁平轉化上皮」。該團隊發現很多肺癌住院患者都切除胃，而展開一連串的研究。

「一旦切除胃，就會引起惡性貧血。這是因爲胃液分泌受阻礙，使得葉酸或維他命B_{12}無法被吸收。而維他命B_{12}與貧血息息有關。」（加藤教授）

加藤教授等人從中想到了肺癌惡化的圖解公式。也就是說，葉酸與維他命B_{12}可以修復基因。一旦缺乏這二種物質，就無法修復制癌基因，因此著手進行臨床實驗。

研究人員得到八十二名疑似肺癌患者的協助，將其分爲二組。給予A組（四十四人）葉酸以及能夠幫助葉酸發揮作用的維他命B_{12}，而B組（三十八人）則不投與這些物質。葉酸一天的投與量爲十毫克，B_{12}爲七五〇微克。持續一年進行追蹤調

（可食部 100 g 中）

※根據「五訂食品成分表」（日本科學技術廳資源調查會）

維他命B_{12}含量較多的食品

乾紫菜	77.6μg	鹹小沙丁魚	29.3μg
沙丁魚乾	64.5	魚子醬	28.4
蜆	62.4	文蛤	28.4
五香海苔	58.1	牡蠣	28.1
烤海苔	57.6	煙燻小榧螺	27.2
鹹鮭魚子	53.9	豬肝	25.2
牛肝	52.8	煙燻肝臟	24.4
蛤仔	52.4	鹹鱈魚子	18.1
老蛤	47.5	水煮扇貝	18.0
鹽漬鮭魚子	47.3	秋刀魚	17.7
鹹烹文蛤	45.4	鹹花枝	16.7
雞肝	44.4	小榧螺	14.0
小魚乾	41.3	蝦蛄	12.9
綠海苔	31.8	海參腸	11.4

葉酸含量較多的食品

烤海苔	1900μg	鵝肝醬	220μg
五香海苔片	1600	菠菜	210
雞肝	1300	花椰菜	210
乾紫菜	1200	蘆筍	190
牛肝	1000	鹹鮭魚子	160
豬肝	810	肝醬	140
生海膽	360	蛋黃	140
煙燻肝臟	310	青魚子乾	120
綠海苔	260	萵苣	120
毛豆	260	蠶豆	120
大豆	250	鹽漬鮭魚子	100
皇宮菜	250	玉米	90
高麗菜芯	240	鮑魚乾	87
櫻蝦乾	230	干貝	87

查，結果發現，A組的三十六人（八人在中途放棄），皆未因爲扁平轉化上皮而罹患肺癌，反而有二十四人恢復成正常的支氣管上皮，八人出現改善跡象，只有四人未出現任何變化。

B組中，僅一人的扁平轉化上皮恢復正常，稍微改善者有三人。

「換言之，葉酸和維他命B_{12}可有效預防肺癌。」

在臨床上，只要每天攝取葉酸與維他命B_{12}，可以預防肺癌。但若經由飲食的方式來攝取，以葉酸和維他命B_{12}含量較多的肝臟來計算，則一天要吃掉一桶肝臟。

雖然不可能吃下這麼多肝臟，但還是應多攝取這類食品。

葉酸含量較多的食品，包括菠菜、皇宮菜、蛋黃、牛乳、豆類、肝臟、杏仁、酪梨等。但是，蔬菜中完全不含維他命B_{12}，在烤海苔、肝臟、豬肉、牛肉、蛋、牛乳和納豆中含量較多。

除了葉酸之外，若再加上維他命C，更能發揮效果。維他命C在蔬菜水果中含量較多，所以巧妙的攝取各種食品，也是預防肺癌的好方法。

3 特效食

墨魚汁

墨魚內臟具抗腫瘤作用，可提升免疫力

經由老鼠實驗證明，「黏多醣複合體」的癌症治癒率達六十%～七十%

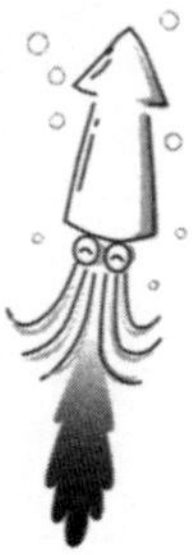

現今墨魚汁商品之多，令人看得眼花撩亂，在市場上具有穩定的地位，是因為墨魚汁有抗腫瘤作用。

弘前大學醫學部保健科的佐佐木甚一教授，從一九九〇年八月開始，陸續在各學會發表「墨魚汁具有抗腫瘤作用」的研究報告。為了使青森縣的當地產業更具活力，該縣產業技術開發中心在知道八戶的墨魚產量多且其內臟都被丟棄後，經由研究，發現「墨魚汁中含有許多奇怪的黏多醣」，也就是新型的「黏多醣複合體」。

「由於中心拜託我研究其效果，於是從一九九〇年春天開始著手研究。」

專攻腫瘤免疫學的佐佐木教授，將焦點集中在自己最拿手的癌症上。他在老鼠的腹部注入癌細胞，第二天、第四天、第六天共計三次，將黏多醣複合體注射到致癌老鼠的腹部，對老鼠進行癌症治療。結果，完全沒有接受治療的五隻老鼠，在二～三週內便因腹部

癌細胞增殖而死亡。但接受治療的五隻老鼠，有四隻的癌細胞消失，完全治癒，另一隻也出現延命效果。

實驗前後反覆進行三次。

「換句話說，老鼠的癌症治癒率達六十%～七十%。不過，並非因爲黏多醣複合體直接擊潰癌症，而是提升免疫力所得的效果。」

後來，只用墨魚汁增加黏多醣複合體，反覆進行相同的實驗，仍然治好了老鼠的癌症。

中國醫科大學的呂昌龍副教授也進行經口投與黏多醣複合體的實驗，發現與注射在腹部時有相同的結果。

經由上述科學證明，墨魚汁的確具有抗腫瘤作用。事實上，早在八世紀中國的《本草拾遺》中，就已記載墨魚汁「對於血液循環很好，能夠緩和心悸或疼痛」、「治療婦女子宮出血非常有效」。

墨魚汁如今被製成各種商品，廣受歡迎，但仍不可能每天都吃墨魚汁料理，相信今後會有更能夠輕易攝取墨魚汁的方法。

4 特效食

番茄

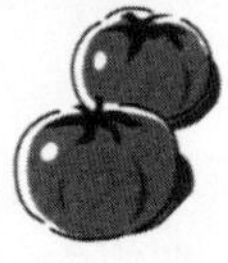

「茄紅素」可治療子宮頸癌、肺癌、胃癌、胰臟癌

紅色素「茄紅素」是防癌效果極佳的β—胡蘿蔔素的同類

歐盟在有關番茄的研究報告中指出，披薩上的番茄醬使心肌梗塞的危險性減半，因爲番茄醬中含有可預防動脈硬化的茄紅素。自從這個研究結果發表之後，歐洲人在點披薩時都會特別要求：「多放一點番茄醬！」

具有預防心肌梗塞成效的茄紅素，就是讓番茄看起來呈鮮紅色的紅色素，也是具有防癌效果的β—胡蘿蔔素的同類。但是β—胡蘿蔔素在進入人體後會變成維他命A，茄紅素則不會，也不會因而減弱其防癌效果。

換言之，茄紅素有防癌作用。

有一個以一萬七千名美國人與挪威人爲對象，進行有關番茄與肺癌的研究；結果發現，一個月吃番茄十四次以上的人和完全不吃的人相比，肺癌的罹患率明顯降低。茄紅素因而備受矚目。

知道它具有防癌作用後，各界開始致力於番茄的研究。根據美國方面的研究發現，它對於「胃癌」、「前列腺癌」、「胰臟癌」、「子宮頸癌」都具有療效。

想要更有效的利用番茄的力量，則一定要遵守以下三點：

①使用完全成熟的番茄

市售的番茄多半在青澀時就先採收，然後再追熟。但是想要防癌，茄紅素很重要。完全成熟的番茄含較多的茄紅素，因此，露天栽培的全熟番茄，甚至附帶枝葉的鮮紅色番茄最棒。雖然罐頭番茄汁或罐頭番茄也使用完全成熟的番茄，但都添加鹽分，因此要特別注意。

②不要過度加工

最好攝取在盛夏時節生產的全熟番茄。切開或煮食會破壞維他命C，最好是食用前再切開。

③四肢冰冷的人不可食用過量

盛夏時節所產的番茄會冷卻身體，可以預防夏日懶散。但是，常常四肢冰冷的人不可以吃太多，最好選擇添加番茄的料理。

5

特效食

大蒜

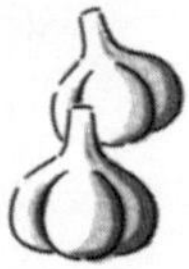

大蒜的「臭味」是提升免疫力的根源

臭味的根源「蒜素」能殺菌，酵素則可抑制癌細胞增殖

為了以科學方法證明食物與防癌的關係，美國癌症研究中心從一九九〇年開始進行「設計食物計畫」，想藉由植物性食品中的成分來防癌，結果大蒜得到極高的評價。

大蒜臭味的根源硫化合物「蒜素」，原本是以「蒜氨酸」的成分存在於大蒜中，但在切或拍打大蒜的同時，因為破壞了大蒜細胞，使得蒜氨酸經由蒜氨酶的作用而變成蒜素。即使將其稀釋成十二萬倍的液體，仍然具有殺死霍亂弧菌、傷寒菌、赤痢菌的能力，效果比抗生素盤尼西林更好。

當然，在治癌作用方面，也能充分發揮力量。美國學者渥斯貝爾加讓癌症患者使用大蒜浸出物，結果出現延命效果，於是推測：「大蒜具有殺菌作用，酵素則具有更強大的作用……」

癌細胞為了不斷成長，會製造出誘導新生血管的物質，經由血液補給營養。因此，只要不讓它釋出新生血管誘導物質，或即使釋出也能消除其效果的話，就能夠抑制癌細胞增殖。

有些學者提出報告，認爲大蒜不但具有阻斷癌細胞補給線的作用，同時提升免疫力，強化免疫細胞自然殺手的力量，可有效擊潰癌細胞。基於這些臨床報告，再加上「抑制膀胱癌」、「保護身體免於罹患結腸癌」等動物的實驗報告，更加證明大蒜是防癌食品。因此，美國癌症研究中心將其納爲八大防癌食品之一。

雖然大蒜能夠發揮效果，但也有其副作用，比如流傳吃大蒜會傷胃的說法。但一次吃二～四片的生大蒜應該沒問題，空腹時攝取則會對胃造成刺激，有礙胃腸的健康，所以一天以攝取二～四片爲限。

擔心臭味的人，可以搭配深色蔬菜一起食用。葉綠素具有消臭作用，西洋芹等都是不錯的組合。經常少量的攝取這些食品，必能維持健康。

6

特效食

充滿菜類的味噌湯

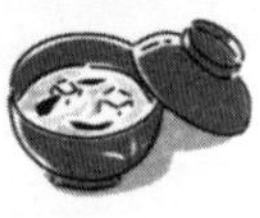

味噌的魔力使大腸癌的罹患率減少七十%

類黃酮之一的「雞豆黃素」、「金雀異黃素」具有制癌作用

「味噌湯鹽分較高，喝多了容易罹患高血壓」，因而很多人對味噌湯敬而遠之，但這是誤解。其實，味噌有降壓作用。日本農林水產省食品綜合研究所經由老鼠實驗證明這個事實，不過，他們使用的是去除鹽分的味噌萃取物。

或許你會說：「難怪，因爲已經去除鹽分了！」不過，即使利用普通的味噌作湯，也不會使血壓上升。雖然鹽分會使血壓上升，但味噌具降壓作用，所以互相抵銷。因此，如果使用低鹽味噌，就更能夠發揮降壓作用了。

如果不放心，那麼就多攝取一些含有鉀、能排除鹽分的深色蔬菜、海藻、根莖類等，做成多種菜類的味噌湯來食用，這樣就沒問題了。調查位於東京與山梨縣交界處的長壽村，也就是著名的上野原町棡原地區居民的飲食生活，發現長壽的秘密，就在於「多種菜類」的味噌湯。

以前就盛傳味噌湯具有抗癌作用。從一九六六年到一九八二年爲止的十七年間，日本癌症研究中心免疫學部所平山雄部長（已故）的研究團隊，以二十六萬五千名四十歲以上的成人爲對象，進行長期追踪調查每天吃何種食物的人容易得大腸癌，結果發現「每天攝取魚貝類」、「每天吃米麥三五〇公克以上」、「每天攝取深色蔬菜」、「每天喝味噌湯」，能夠預防大腸癌。其中以味噌湯最具效果，能使癌症罹患率減少七十%。

一九八一年十月，平山部長針對味噌湯與胃癌的關係發表演說。

部長說：「比較每天喝味噌湯與不喝味噌湯的人罹患胃癌的死亡率，前者低了三十

味噌湯與胃癌死亡率

（計畫調查：1966～82，日本，平山雄）

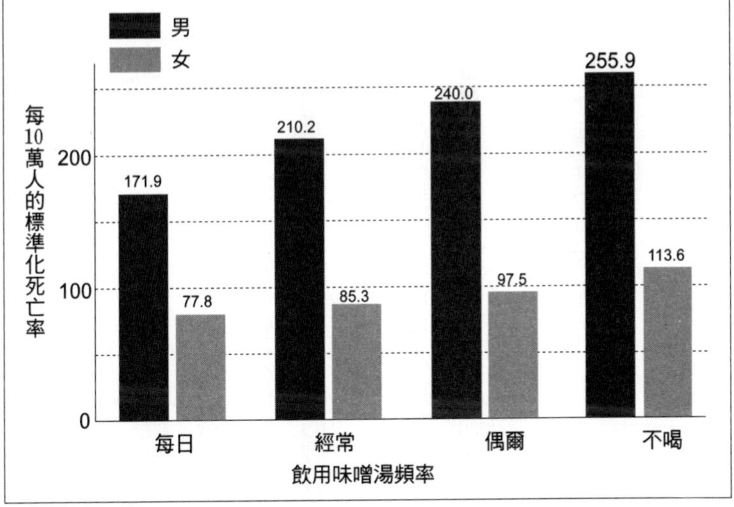

%。」

在廣島大學核爆放射能醫學研究所專攻腫瘤研究的伊藤明弘教授，經由實驗證明味噌的抗癌作用，同時對味噌進行生物學的研究。伊藤教授使用因放射線照射而罹患肝腫瘤的老鼠實驗，依雌雄各分為「給予普通飼料」、「給予味噌飼料」、「給予普通飼料後照射中子線」、「給予味噌飼料後照射中子線」四組。結果，不論雌雄，給予味噌飼料的老鼠，其肝癌的發生率及形成肝癌的數目較少。雄鼠抑制了十二～二十二%，雌鼠抑制了三十七～四十%。此外，即使以自然形成肝癌的老鼠做實驗，結果也相同，亦即味噌的確具有抑制肝癌的作用。

對於胃癌及大腸癌也進行這方面的研究，結果得知，味噌對任何癌症都具有抑制的作用。那是因為味噌湯中所含的類黃酮之一的雞豆黃素與金雀異黃素，能夠抑制癌細胞的增殖。

俗話說：「早上喝一碗味噌湯，等於做一次全身消毒。」為避免罹患癌症，最好早晚都喝多種菜類的味噌湯。

7 特效食

橄欖油

每天攝取能使乳癌的罹患率降低二十五%

除了預防乳癌、肺癌之外，也能預防心臟病與動脈硬化

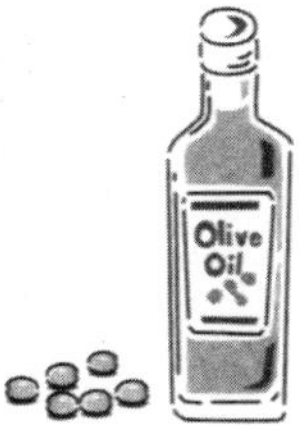

很多人認爲「食用油」對心臟不好，日本人尤其有這種想法，只要比較日本與歐美各國家庭的飲食，就會發現日本人多半攝取低脂肪食品。

日本的主菜是魚，歐美各國則是肉，並且使用大量的油。這麼說來，歐美人較容易死於心臟病囉？

但是，有研究報告推翻了這種預測。一九八六年，明尼蘇達大學的安塞爾・基斯博士等人，根據長達十五年調查希臘、義大利、前南斯拉夫、芬蘭、美國、荷蘭、日本等七國，以一千五百七十九名的四十～五十九歲男性爲對象，提出的研究報告顯示，飲食習慣與死亡率有其關係。

十五年來，有二千二百八十八人死亡，其中希臘人的心臟病死亡率最低，芬蘭人最高。芬蘭是動物性脂肪攝取率最高的國家，希臘則是常使用橄欖油的國家。另外，經常使

用橄欖油的義大利與前南斯拉夫，心臟病的死亡率也較低。

食用橄欖油能預防心臟病，除此之外，也具有防癌作用。

根據義大利拉齊奧地區保健局的免疫學調查顯示，每天攝取以橄欖油調製的生菜沙拉醬，能夠預防肺癌。另外，希臘的安東尼·特里柯波洛博士研究團隊也提出橄欖油能預防乳癌的研究報告。

這和預防心臟病與肺癌一樣，是經由免疫學調查證明的事實。

在希臘、義大利等地中海沿岸地區，人們每天攝取的營養中，有四十%是脂肪，而且幾乎都使用橄欖油，亦即不論做任何料理皆加入橄欖油。每天至少吃一次橄欖油料理

●肺癌的死亡人數、死亡率的演變

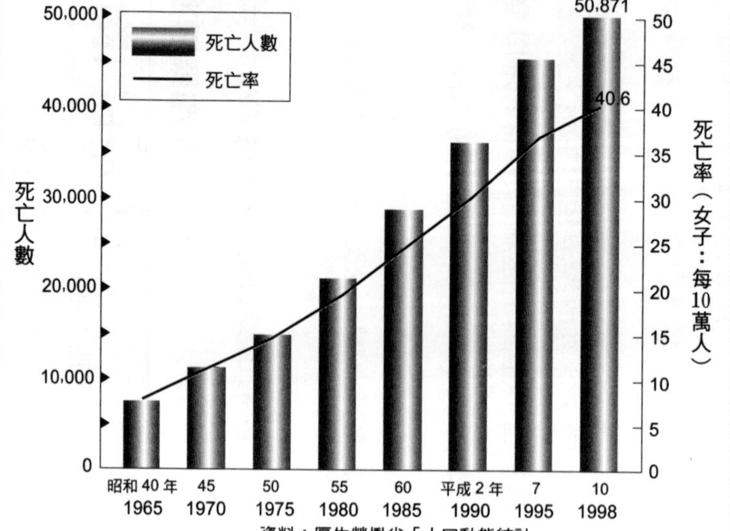

資料：厚生勞動省「人口動態統計」

的女性與一個月攝取不到一次的女性相比，乳癌罹患率降低二十五％。

能發揮防癌效果的橄欖油，其主要成分單元不飽和脂肪酸油脂佔了七十六％。此油脂不易氧化，而且可降低會促進動脈硬化的ＬＤＬ壞膽固醇。此外，橄欖油中還含有維他命Ｅ以及多酚：維他命Ｅ能夠提高維他命Ａ的作用，也是能防止維他命Ｃ氧化的抗氧化維他命，多酚則具有防癌作用。

巧妙的將橄欖油納入食材中很不錯，但未經化學提煉、處理過的純橄欖油，更能提升身體機能。生的橄欖油香氣四溢，可當成調味醬使用。此外，因其耐熱，所以能安心的加熱使用。

8 特效食

香菇

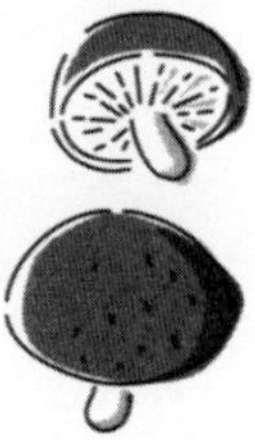

所含的抗病毒物質「香菇醣」能提高免疫力

乾香菇效果更好，能預防骨質疏鬆症並降低膽固醇

爲了了解菇類是否具有抑制癌細胞增殖的效果，日本癌症研究中心針對許多菇類進行研究。在老鼠體內移植S－180使其罹患癌症，然後投與菇類的熱水浸出萃取劑，並與未投與的老鼠做比較以判定其效果。結果抑制增殖率排名第一的是日本松茸，爲九十一・八％，其次是滑子蕈、金菇，排名第四的則是本單元介紹的香菇，抑制率爲八十・七％。

美國密西根大學的肯尼斯・克庫蘭博士，發現香菇中含有能夠提高免疫系統的抗病毒物質，也就是多醣類的香菇醣。五年後，對於移植癌細胞的老鼠投與由香菇中浸出的香菇醣，結果治癒老鼠的癌症。

目前，香菇醣依然被視爲是抗癌、抗病藥物，實際應用在治療上，因爲香菇醣能使身體釋出更多自然防禦物質干擾素。

沒有熱量的香菇，不僅對治療癌症有效，同時也有降低血液中膽固醇、調整血壓、穩定血糖值的作用。

比較在一週內每天攝取六十公克奶油的實驗組，以及攝取等量奶油但同時攝取八十五公克香菇的對照組。結果正如所料，前者的血中膽固醇上升十四%，後者則未上升，血中膽固醇反而降低了四%。這是香菇中所含的氨基酸香菇嘌呤發揮作用，使得血中過剩的膽固醇排出體外所致。

另外，香菇特有的維他命B_{12}具有造血作用；香菇嘌呤在遇到紫外線時則會變成維他命D，使鈣的吸收率提高二十倍。因此，罹患骨質疏鬆的人，應該多攝取香菇。爲了有效的加以利用，最好使用乾香菇。若能與具有抗癌效果的花椰菜搭配，就更能保有不容易罹患癌症的身體。

乾香菇中含有維他命D的功效，但未經日晒的乾香菇，效果不佳，因此最好能讓其經過日晒後再使用。

9 特效食

橘子

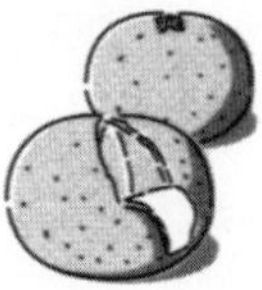

制癌作用為β—胡蘿蔔素的五倍！

含有制癌物質「β—隱黃素」和「葡萄內酯」

這裡的橘子是指溫州橘。一九九八年五月，橘子因爲「從中發現了二種制癌物質」而備受矚目。這是由果樹試驗場柑橘部（靜岡・清水市）的矢野昌充室長，和京都府立醫科大學的西野輔翼教授，以及京都大學農學部、近畿大學生物理工學部的研究團隊所發現的。「柑橘類能夠防癌，但是作用物質爲何不得而知」，因而想要測定出成分來。利用老鼠進行試管實驗，結果發現了「β—隱黃素」及「葡萄內酯」。

β—隱黃素是形成柑橘外皮黃色的物質。同樣色素的制癌物質，就是衆人皆知的β—胡蘿蔔素。比較兩者的制癌力量，β—隱黃素的作用強上五倍。經由老鼠實驗，證明其可以抑制皮膚癌。

另一種物質葡萄內酯，則不僅是溫州橘，也包含在夏橙、葡萄柚等柑橘科的果實皮中。經由動物實驗發現不可思議的結果，也就是葡萄內酯的濃度越低，則制癌效果越強。

此外，金澤醫科大學的田中卓二教授研究團隊也注意到葡萄內酯這種物質。該研究團隊以浸出的葡萄內酯治療舌癌患者，並確定其效果。他們將實驗老鼠分爲三組：（A）只投與致癌劑、（B）除了致癌劑之外一併投與葡萄內酯、（C）投與致癌劑之後給予葡萄內酯；相互比較的結果是：（A）的老鼠五十七％出現舌癌，（B）爲五％，（C）爲零。

不僅是舌癌，也確認橘子對防治大腸癌有效，推測可能是葡萄內酯能消除會讓細胞致癌的活性氧。換言之，葡萄內酯具有強大的抗氧化作用。

柑橘的攝取量以一天二個爲限，若攝取過多身體會泛黃，小心得柑皮症。柑橘的皮與白色的筋絡中都含有葡萄內酯，所以要連筋絡一起食用。剩下的皮可以用來泡澡，具有暖身效果，時常四肢冰冷的人不妨多加利用。

10 特效食

草莓

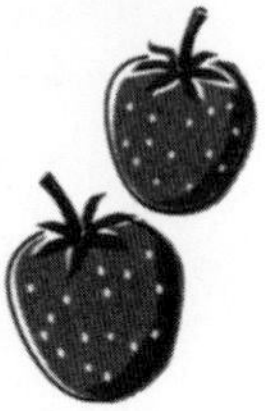

「花色素」因能去除癌症的活性氧而備受矚目

維他命作用降低時，會提高肺癌、喉癌、食道癌的罹患率

草莓是維他命C含量僅次於檸檬的水果。除了維他命C之外，草莓中所含的「花色素」也備受矚目。

維他命C無法蓄積在體內，多餘的量會隨著尿液一起排出體外。維他命C一天的需要量爲五十毫克，並不會造成攝取過量的問題，所以要大量攝取。

抽菸的人更要積極攝取維他命C，因爲抽一根菸會消耗掉二十五毫克的維他命C，也會製造破壞身體細胞的活性氧。爲了去除活性氧，體內會消耗掉維他命C，而維他命E的再生也要利用維他命C，因此，我們的身體會消耗掉大量的維他命C。維他命E具有強大的抗氧化作用，能夠使受到活性氧影響而老化的細胞再度恢復年輕。不過，和活性氧戰鬥而遭破壞的維他命E，必須仰賴維他命C的支援才能再顯雄風。

因此，經常抽菸而大量消耗維他命C時，也會導致維他命E不足。維他命有「最低限度存在的原則」，只要其中一種維他命不足，則與其協調發揮作用的所有維他命都會降低作用。一旦維他命的作用降低，就容易罹患肺癌、喉癌、食道癌、胰臟癌、子宮頸癌、膀胱癌等。

以下僅探討子宮頸癌的問題。根據已故的平山雄博士（癌症研究中心免疫學部部長）團隊的研究，發現與一天抽十根菸、偶爾攝取深色蔬菜和草莓等水果的人相比，同樣是一天抽十根菸，但經常攝取深色蔬菜和草莓等水果的人，罹患子宮頸癌的機率可降低到〇・四二%。

草莓的另一種力量，就是「花色素」這種具有抗氧化能力的多酚物質。自一九八〇年起，歐美各國的研究團隊認爲活性氧是「致癌物質」。這種理論至今依然有效，而「抗氧化」也經常被使用。

在盛產草莓的季節，應該多利用草莓來補充維他命C。用水清洗之後再去蒂食用，就能防止維他命C溶於水中而形成浪費。一百公克的草莓中約含有八十毫克的維他命C，最好每一天吃五~六個。

11 特效食

魚（DHA）

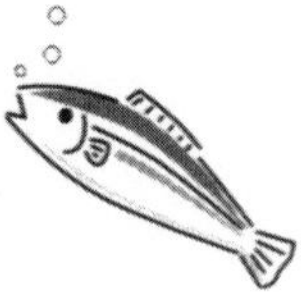

青色魚中含量較多的DHA對治療初期大腸癌有效

能夠改善並預防動脈硬化、痴呆、氣喘及異位性皮膚炎

「ＤＨＡ」是二十二碳六烯酸的簡稱，因爲「吃魚能使頭腦變聰明」而嶄露頭角。ＤＨＡ是α—亞麻酸油脂，鮪魚、鰤魚、鯖魚、沙丁魚、鰻魚等青背魚皆含量豐富。關於它能使頭腦變得聰明的構造，農林水產省食品綜合研究所機能生理研究室的鈴木平光室長提出報告說：

「在腦血管處有一機制稱爲『血液腦關卡』，只能讓腦細胞需要的營養通過，而ＤＨＡ是能夠通過此關卡的成分。目前確認腦細胞的脂肪中含有百分之幾的ＤＨＡ，尤其負責記憶學習機能的海馬部分的磷脂質，含有二十%以上的ＤＨＡ。被吸收到海馬內的ＤＨＡ，會進入神經細胞中。神經細胞的前端有突觸，亦即傳遞訊息的收發天線。這個突觸中含有很多ＤＨＡ，藉此才不會使得突觸變硬。一旦變硬，收發機能就會變得遲鈍。因此，大腦補充足夠的ＤＨＡ，能使訊息傳遞順暢，當然也能使頭腦變得聰明。」

鈴木室長的研究團隊利用老鼠實驗證明了這個理論。讓老鼠攝取含有DHA的飼料，則即使深陷迷宮中也不會迷路，能夠迅速到達出口。

除了提高記憶力之外，也能夠改善並預防動脈硬化、痴呆、氣喘和異位性皮膚炎。另外，根據日本癌症研究中心與相模中央化學研究所的共同研究，發現DHA對治療初期的大腸癌也有效。

將注射致癌物質的老鼠分二羣來飼養，一羣的飼料中加入DHA，另一羣的飼料中加入水。十二週以後，觀察結果發現，老鼠吃了加入DHA的飼料，其腫瘤數平均爲四十九個，大小直徑平均爲一・六微米；而老鼠吃了加入水的飼料，其腫瘤數平均爲一百

魚的DHA

DHA（二十二碳六烯酸）$C_{22:6}$	(g)	DHA（二十二碳六烯酸）$C_{22:6}$	(g)
鮪魚肥肉	2.9	鰯魚	1.2
鹹鮭魚子	2.2	沙丁魚	1.1
養殖嘉鱲	1.8	南方鮪魚肥肉	1.1
鰤魚	1.8	去頭尾的鯡魚乾	1.0
鯖魚	1.8	虹鱒	1.0
養殖幼鰤	1.7	鮭魚	0.8
海鰻	1.5	陸奧魚	0.8
烤鰻	1.5	竹筴魚	0.7
大翅鮶魚	1.5	柳葉魚乾	0.7
秋刀魚	1.4	日本叉齒魚	0.7

資料・「氨基酸＆脂肪酸構成表」
・根據「五訂食品成分表」

二十二個，大小直徑平均爲一·八八微米。這個實驗證明DHA能夠抑制腫瘤的數目及大小。

美國普林格研究所的嘉洛博士等人，曾進行「與老鼠罹患乳癌有關油脂的影響」之實驗。使用的油脂包括：①豬油、②亞麻仁油、③魚油（DHA、EPA）、④月見草油、⑤玉米油、⑥紅花油，結果證明亞麻仁油和魚油能夠抑制乳癌發生。

根據報告顯示，不僅是大腸癌、乳癌，對子宮頸癌、肺癌、胰臟癌、前列腺癌、食道癌、腎癌等也具有抑制效果。以魚貝類攝取頻率來看子宮頸癌的死亡率，則五十九歲以下不吃魚的人，子宮頸癌罹患率爲每天吃魚者的二·五倍。這是根據長達十七年進行追踪調查而得的結果。

那麼，一天要攝取多少DHA，才能得到其神奇的力量呢？

「一天攝取一公克。」（鈴木室長）

沙丁魚一百公克中含有一·一公克的DHA，如果以吃生魚片的方式來攝取，則大約要吃二條。如果是中型的黑鮪魚，則要吃四塊。但是根據癌症研究中心的研究證明，即使攝取過剩，也不會對防癌效果造成負面的影響。

12 特效食 魚（EPA）

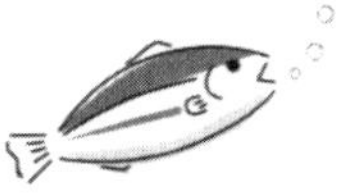

存在於魚油中的EPA能夠抑制大腸癌

清血並預防血栓

沙丁魚、鮪魚、鰤魚、鯖魚、秋刀魚、鰻魚等青色魚中，不僅含有豐富「能使頭腦變聰明」的DHA（二十二碳六烯酸），也含有備受矚目的EPA（二十碳五烯酸）。根據每年在癌症學會上發表的報告顯示，EPA能夠抑制大腸癌發生。

關西醫科大學第二外科的高田秀穗副教授利用老鼠做實驗，調查EPA的有效性。將投與致癌物質而容易罹患大腸癌的老鼠分爲二羣：第一羣在飼料中混入純度九十一％的EPA，第二羣的飼料中則混入亞麻酸油脂。結果顯示，第二羣老鼠的大腸癌罹患患率爲六十九％，而投與EPA飼料的第一羣老鼠爲三十三％。

因此，農林水產省食品綜合研究所機能生理研究室的鈴木平光室長認爲「EPA對防癌有效」。

除了防癌之外，根據高田副教授的研究顯示，能將癌細胞的增殖抑制到最小限度，同時能抑制癌細胞的轉移。這也是利用老鼠做實驗證明的事實。EPA能夠防癌，同時抑制癌細胞的增殖與轉移。目前關於實際的構造無法完全了解。

此外，根據報告顯示，這個作用不只針對大腸癌，對乳癌也有效，亦即防癌的範圍相當廣泛。不過，EPA最初是因爲其具清血作用，能夠防止血栓，對於心肌梗塞、腦梗塞、閉塞性動脈硬化症等血管疾病有效而嶄露頭角。

最初注意到EPA的是丹麥奧爾波亞醫院的戴亞貝爾格博士。博士持續十年對於以魚和海豹爲主食的愛斯基摩人進行免疫學調查。在嚴寒之地的格陵蘭島以魚和海豹爲主食、蔬菜攝取量較少的愛斯基摩人，出人意

魚的 EPA

EPA（二十碳五烯酸）$C_{20:5}$	(g)	EPA（二十碳五烯酸）$C_{20:5}$	(g)
鹹鮭魚子	1.9	秋刀魚	0.8
養殖幼鰤	1.5	斑點水滑魚	0.7
大翅鯖魚	1.5	日本叉齒魚	0.5
沙丁魚	1.4	南方鮪魚肥肉	0.5
去頭尾的鯡魚乾	1.3	海鰻	0.5
真正鮪魚肥肉	1.3	鮭魚	0.5
鯖魚	1.2	鰯魚	0.5
養殖嘉鱲	1.1	星鰻	0.5
鰤魚	0.9	日本鯷魚	0.5
烤鰻	0.9	鱒魚	0.4

資料・「氨基酸＆脂肪酸構成表」
・根據「五訂食品成分表」

料之外，血栓患者極少。經由不斷的研究，博士等人發表震驚世人的研究結果，也就是「愛斯基摩人較少罹患血栓症，原因就在於吃魚和海豹。魚和海豹體內所含的EPA能防止血栓症或動脈硬化」。

日本千葉大學醫學部第二內科研究團隊，則針對千葉縣內某個漁村與山村進行比較檢討與調查，結果發現魚類攝取量比山村居民多二・五倍的漁民，心臟病的死亡率有明顯降低。

確認EPA的作用後，在日本便許可製造適合醫科用的EPA治療藥。

「每天攝取二條沙丁魚，就能攝取到一公克的EPA。」

很多人都會利用健康食品來攝取EPA，但是服用抗凝血劑（華法令（warfarin）等）或血小板凝集抑制劑（阿斯匹靈、抗炎吲哚酸等）的人，則因爲EPA會防止血小板凝集，增強藥物的作用，所以，要遵從醫師的指示來使用EPA健康食品。

13 特效食

豚骨（豬骨）拉麵

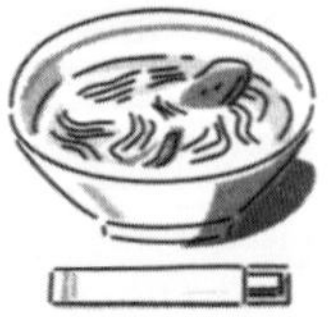

「膠原蛋白」能提升免疫力，防癌效果極大

巧妙將明膠納入飲食中，並建議多食用

膠原蛋白是一種蛋白質，大量存在於動物的體內。人類身體十六%的體重都是蛋白質，其中三十五%的蛋白質是膠原蛋白。蛋白質中，對人類和動物生存而言非常重要的膠原蛋白，若以建築物來比喻，它就是結構的部分。魚連骨一起煮之後冷藏於冰箱內所製成的「魚凍」，就是眞正的膠原蛋白——明膠。

根據京都大學醫用高分子研究中心的研究報告顯示，膠原蛋白能提升人類的免疫力，具有防癌作用。而與免疫力有關的巨噬細胞、T淋巴球、B淋巴球的功能，都能藉由攝取膠原蛋白而提升。

大阪醫科大學利用鼷鼠進行研究，結果也證明膠原蛋白具有防癌效果。

實驗是一週一天投與鼷鼠十四種明膠，共給予三次。十五天之後，將具有致死量的癌細胞移植到鼷鼠體內。結果，事先未注射明膠的鼷鼠全部死亡，但是投與明膠的鼷鼠羣，生存率極高。此外，也比較來自豬皮的明膠與來自鯨魚或牛的明膠，結果得知投與來自豬皮明膠的鼷鼠生存率最高，達八十三%。由此可知，我們應該善用膠原蛋白的功能。

最好在飲食中納入膠原蛋白，亦即明膠。而其最佳的代表就是沖繩料理「拉夫提」這種煮豬肉塊料理。花時間慢慢熬煮，並時時去除上浮的脂肪，這樣吃進口中的就是膠原蛋白多而脂肪極少的料理。

此外，豬腳、豬耳朵薄片的膠原蛋白含量豐富。豚骨拉麵也是膠原蛋白食品，從骨頭中滲出的主要精華物質就是膠原蛋白。當然，在調理時要撈除澀液，因澀液中也摻雜著脂肪。

讀者們不妨積極的吃魚凍。從家中製作的魚凍，能夠攝取到豐富的膠原蛋白。一週攝取三～四次，能夠防癌並擁有光鮮亮麗的肌膚。

14 特效食

雞湯

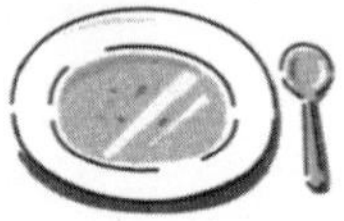

韓國的傳統料理「人蔘雞」能夠抑制癌細胞增殖

「鵝肌肽」和「肌肽」能夠抑制活性氧的作用

「人蔘雞是取出雞的內臟，塞入高麗人蔘、糯米、大蒜、棗子、栗子等，經過好幾個小時熬煮而成的韓國宮廷料理。

深受這個料理的魅力所吸引的，就是大力推廣「吃魚能使頭腦變聰明」的農林水產省食品綜合研究所機能生理研究室的鈴木平光室長。一九八八年，鈴木先生造訪韓國時見識到人蔘雞的威力，當天早上他出現宿醉現象，但是食用人蔘雞後，「原本食慾不振、冒汗、宿醉等痛苦的症狀一掃而空」。

原以爲具有強肝作用，但發現效果不僅止於此；根據後來進行的動物實驗結果顯示，還發現具有抑制癌細胞增殖的作用。

值得注意的是，溶入雞湯中的「鵝肌肽」和「肌肽」這二種物質，有抑制搗蛋的活性氧作用，稱爲「抗氧化作用」。

此外，「也含有能夠防止腦中風或心臟病的EPA，以及能夠使頭腦和眼睛變好的DHA。維他命A的含量爲牛肉或豬肉的三～四倍，這也是值得注意」。

除了雞肉本身的營養外，人蔘雞中藉由各種食材搭配組合而提升力量。高麗人蔘的主要藥效成分是皀角苷，有降血壓和降血糖值的作用。大蒜也具有諸多藥效，最值得重視的是抗癌作用；美國學者渥斯貝爾加將大蒜浸出液用來治療癌症患者，結果得到延命效果，他認爲應該是大蒜中的酵素阻斷了營養送達癌細胞，再加上能夠提升免疫力，所以奏效。另外，棗子具有安神、消除便秘、利尿作用，栗子則能夠防止皮膚老化、消除疲勞、預防感冒。

鈴木室長利用小老鼠進行實驗，證明「食用人蔘雞，也能夠得到抑制胃潰瘍等的抗壓效果」。

從實驗中得知，攝取人蔘雞成分的小老鼠，其胃潰瘍的罹患率爲未攝取羣的一半以下。那麼，能夠發揮抗壓、抗癌及其他作用的人蔘雞，到底要吃多少較好呢？「如果要發揮藥效，最好一週吃一次。最近也有調理包製品進口，可以輕鬆的加以利用。」

15 特效食 巧克力

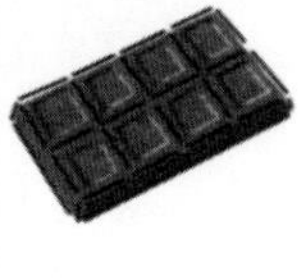

可可多酚具有防癌效果

瑞士、英國、德國、瑞典因胃癌而死亡的人較少

巧克力能夠防癌？

若以國家別來看胃癌死亡者和巧克力消費量的關係，根據杏林大學醫學部神谷茂教授的報告顯示，巧克力消費量較多的瑞士、英國、德國、瑞典等國家，死於胃癌的人較少；而消費量較少的日本、中國、義大利等，胃癌的死亡人數較多。

茨城基督教大學的板倉弘重教授說：「雖然不能斷言巧克力對胃癌有效，但這的確是顯示巧克力效能的有趣資料。」在此爲各位介紹能證明巧克力具有制癌效果的動物實驗，是由名古屋大學醫學部大澤俊彥教授的研究團隊所進行。將老鼠分爲三組，所有老鼠的背部都塗抹致癌物質。三十分鐘之後，第一組維持原狀，第二組塗抹巧克力的可可多酚五毫克，第三組則塗抹十毫克。接著，再將致癌物質塗抹在所有老鼠的身上並進行觀察。結果，第一組的老鼠幾乎都出現癌症，第二組的致癌率爲五十％，第三組只有二十％。

除了致癌率高之外，第一組的癌腫瘤數平均為十一．六個，第二組為三．八個，第三組為○．四個。

「經由這個研究得知，可可多酚具有防癌效果，當然也可證實它具有抑制癌細胞增殖的作用。」

可可多酚是大量存在於巧克力中的抗氧化物質，能夠預防癌症等許多疾病。含有較多可可多酚的食品，還綠茶、紅葡萄酒等。一百公克的綠茶中，含有○．一公克的可可多酚，紅葡萄酒為○．三公克，而巧克力牛奶則為○．八公克。

雖然巧克力具有防癌效果，許多人仍認為吃巧克力容易「發胖」、「得蛀牙」。根據最近的研究發現，這兩者都只是「一般傳說」。巧克力中所含的多酚，能夠抵抗與癌症有關的壓力，也能夠抑制與胃癌有關的幽門螺旋桿菌。但是食用過度，確實容易導致肥胖，所以每天攝取三十～五十公克即可。

16 特效食

啤酒

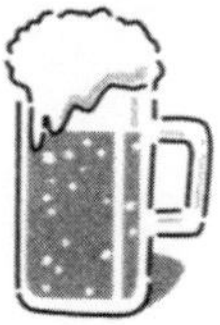

啤酒的植物酚類制癌效果好

帶有清爽苦味的啤酒花能促進養分吸收

啤酒本身具有藥力，能夠抑制致癌物質的作用。

這是由岡山大學藥學部有元佐賀惠助教的研究團隊所發現，並且在「日本癌症學會」上發表而備受矚目。

「啤酒中含有類似綠茶多酚的成分，是我們想研究啤酒的動機。」（有元助教）

實驗是在試管內放入一億個沙門氏菌，再加入十億之二公克的「色氨酸P2」。「色氨酸P2」就是存在於魚或肉烤焦部分的致癌物質。

結果大約有二千八百個沙門氏菌產生突變。接著，在加入「色氨酸P2」時一併加入〇・一cc.的啤酒，則沙門氏菌的突變數減少了一半，亦即約一千四百個。爲了加強效果，使用十倍濃度的啤酒，結果正如所料，突變數減少爲十分之一，亦即約爲二百八十個。

除了致癌物質「色氨酸P2」之外，也使用「亞硝基胍」。這是誘發小老鼠罹患胃癌的藥物。

以「亞硝基胍」取代「色氨酸P2」，進行和「色氨酸P2」相同的實驗。結果沙門氏菌也產生突變，而在加入啤酒之後，突變菌的數目減少八十%。

「啤酒中含有多種植物酚類，能夠發揮制癌效果。當然，也可能是來自酚類以外的物質發揮效果。」（有元助教）

在古埃及時代，具有制癌作用的啤酒有「液體麵包」之稱。能夠預防及治療各種疾病，深受人們喜愛。

利用免疫療法治療癌症的弘邦醫院（東京・江戶川區）的林督元院長說：「啤酒中所含的養分，具有滋養效果。其中的碳酸氣能夠刺激胃壁，促進胃液分泌，活化胃功能，改善食慾不振的症狀，亦即具有開胃酒的效果。而形成啤酒清爽苦味的啤酒花，也能夠促進養分吸收，發揮維持及增強體力的效能。」

當然，啤酒中也含有五%的酒精，能夠促進血液循環。

酒的效用就是消除壓力，而壓力是致癌原因之一。既然能夠消除壓力，當然也能夠提升身體的免疫力。

值得注意的是，會引起動脈硬化而和狹心症、心肌梗塞、腦中風有關的壞膽固醇。啤酒能夠增加具有去除壞膽固醇作用的好膽固醇。

美國約翰霍普金斯大學醫學部的理查．D．姆亞副教授，將一週有幾天飲酒的健康者分為A、B二組，讓A組一天喝一瓶啤酒，B組則完全不喝，調查總膽固醇、壞的LDL膽固醇、好的HDL膽固醇，結果並未出現變化。不過，A組的HDL膽固醇中所含的阿樸A－1增加。

「阿樸A－1增加，就不容易引起動脈硬化。簡言之，好膽固醇的內容變得更充實了。」（林院長）

根據免疫學調查報告顯示，在啤酒大國德國，比較喝啤酒和不喝啤酒的人，前者的好膽固醇高了五～十五dl。

防癌的正確啤酒喝法

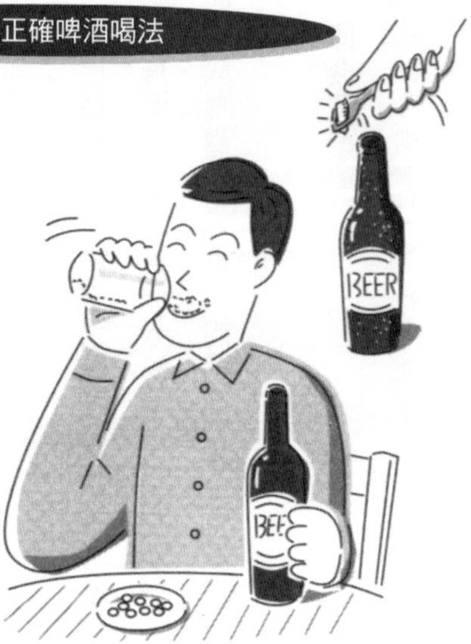

①喝冰啤酒

實驗顯示，泡沫會造成阻礙，最好喝冰啤酒。

②開瓶後要立即飲用

啤酒一旦曬到陽光而氧化，成分會產生變化，不能飲用，所以要盡快喝完。想吸收啤酒的成分，開瓶後要立即飲用。因為開瓶後酒精揮發，成分本身會產生變化。

③飲用量控制在一天一大瓶

這是能夠強化免疫力，同時可避免酒精損害身體的量。

啤酒能夠淨化血液，預防動脈硬化，但是飲用過量，反而具有致癌的危險性。

「根據報告顯示，一天飲用二大瓶以上的人，直腸癌的罹患率會提高。另外還有報告指出，飲用過多啤酒或葡萄酒的女性，乳癌的罹患率也會提高。」（林院長）

啤酒可成爲藥也可成爲毒，唯有善加利用，才能夠得到其藥效。

有元助教的研究還沒有進行最後的制癌實驗，目前仍停留在試管階段的研究，無法做出結論。不過，有元助教說：「喝啤酒的確能夠防癌。」

今後若是測定出啤酒的制癌物質，也許會再掀啤酒旋風。

17

特效食

咖啡牛奶

一天飲用三杯以上咖啡的人不容易罹患直腸癌

咖啡牛奶可以預防骨質疏鬆症

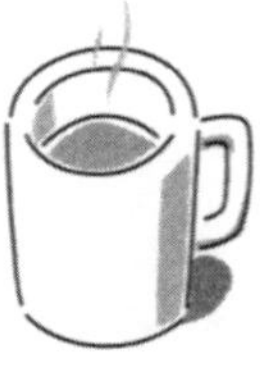

以往幾乎不曾正式研究和調查咖啡和癌症的關係。近年來，日本癌症學會每年都會提出頗耐人尋味的免疫學調查報告。

根據日本愛知縣癌症研究中心井上眞奈美研究員等人所發表的報告顯示，一天喝三杯以上咖啡的人不容易罹患直腸癌。這是從一九九〇年至九五年爲止，針對在該中心接受治療的一千七百零六名四十歲以上的癌症患者，及未罹患癌症的二萬一千一百二十八人所進行的調查。分析抽菸、喝酒、運動等生活習慣或嗜好等資料，盡量排除咖啡之外的因素，估計咖啡對制癌的影響，結果發現咖啡的效果會出現在直腸。假設不喝咖啡的人罹患直腸癌的危險度爲一，則每天喝三杯以上咖啡的人危險度爲〇・四六，降低了一半左右。

父母死於大腸癌的人，自己罹患直腸癌、大腸癌的危險性也提高，因此最好每天喝三杯以上的咖啡。

除了癌症之外，也確認咖啡對酒精引起的肝功能障礙有療效。

一九九〇年代，義大利進行大規模的免疫學調查，結果發現飲用大量的咖啡之後，成爲酒精肝診斷根據的γ－GTP值會降低。日本九州大學醫學部公共衛生學的古野純典教授等研究團隊，調查二千五百名男性自衛軍官。若就飲酒量相同來比較，則經常喝咖啡的人，γ－GTP的上升率較平穩。一天喝五杯以上咖啡的人，最能夠減低酒精的害處。

想要降低直腸癌、肝功能障礙的危險性，每天最好喝五杯以上的咖啡。不只會降低這兩種危險性，早上喝一杯咖啡，可以活絡腦功能，也能活化精神機能、集中力、反應速度等。

不過，還是有需要注意的重點。美國加州大學的研究團隊以停經後的九百八十名女性爲對象，進行骨密度檢查，調查咖啡和骨質疏鬆症的關係。結果發現一天喝二杯以上咖啡的女性，骨質疏鬆症的進行速度較快。這是因爲咖啡的咖啡因與鈣結合，和尿一起排出體外，引起鈣不足所致。此外，也有報告顯示，一天喝五杯以上的咖啡，容易提高罹患心臟病的危險性。因此，整體看來，最好一天以喝二杯爲限，並以咖啡牛奶的方式來攝取。

18

特效食

多瓣奇果蕈

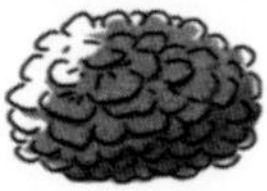

使七成的乳癌、肺癌及五成的肝癌縮小

活化免疫作用，抑制癌細胞增殖

「日本藥物學會」經由臨床實驗確認，「多瓣奇果蕈」具有縮小人體癌組織的效果。發表這個結果的是神戶藥科大學難波宏彰教授等人的研究團隊，他們對一百九十名二十五～六十六歲的患者投與多瓣奇果蕈，調查其效果。

一天給予一～三公克新潟產的多瓣奇果蕈粉末混入維他命C的錠劑，或是一天一～二次給予由多瓣奇果蕈浸出的多醣體液體，一次給予二cc，期間爲三個月至二年。結果證明七十%的乳癌、肺癌患者或五十%的肝癌患者腫瘤縮小。此外，也具有減弱抗癌劑的副作用，如食慾不振、嘔吐、下痢等症狀的效果。不過，對於腦腫瘤或白血病等癌症患者效果不佳。

其構造並非多瓣奇果蕈萃取劑直接擊潰癌細胞，而是活化人體的免疫作用，抑制了癌細胞的增殖。

難波教授從三十二種蕈類中特別選擇多瓣奇果蕈，其原因是：

「十三年前開始進行人工栽培，使得多瓣奇果蕈唾手可得。此外，在相同的條件下比較三十二種蕈類，發現多瓣奇果蕈的抗腫瘤性最好。」

在多瓣奇果蕈中發現的多醣體β葡聚醣，具有強大的作用，已經超越成為醫藥品多瓣奇果蕈浸出物等的效力。

「雖然效果比蕈類浸出物的抗癌劑多孔菌粉末或香菇醣更強，但還是略遜抗癌劑一籌。」

不過，美國已經視其為替代療法，實際讓三千名患者使用多瓣奇果蕈萃取劑。

那麼，食用的多瓣奇果蕈是否具有防癌效果呢？

「當然。健康的人只要每週二～三次攝取三十公克生的多瓣奇果蕈，就可以得到防癌效果。」

烤、煮或涼拌蘿蔔泥都可以。

「多醣體β葡聚醣會溶於熱水中，所以在煮多瓣奇果蕈時，要連湯汁一起飲用。」

19

特效食

白菜

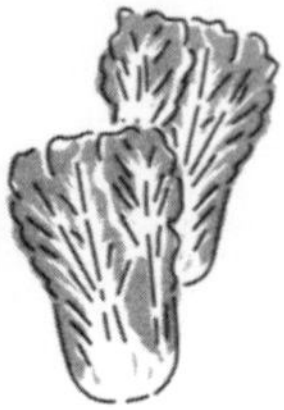

擊潰使細胞癌化的活性氧

含有會製造出解毒活性氧的還原酶巰二硫菫

「活性氧」是會使身體細胞氧化的物質，與癌化及老化有關。人體細胞中一旦生成活性氧，則任何人都可能罹患癌症。不過，人體內具有解毒活性氧的酵素，例如以SOD等爲代表的還原酶就是其中一種。

雖然白菜不具有這種物質，卻含有與製造還原酶有關的物質二巰硫菫。持續生成還原酶，可以遏止活性氧造成的癌化。人體細胞有時會突變，但只要減少突變次數，就能降低癌化的危險性。

根據報告顯示，白菜含有微量元素鉬。鉬也具有抑制癌化的作用，能夠吸收致癌物質亞硝基胺，避免其蓄積在體內，可以有效的預防胃癌。此外，在火鍋中添加白菜，不只能防癌，對於想要減肥或有肥胖傾向的人而言，也是一種很好的料理。火鍋的營養均衡，含有豐富的蔬菜，可避免攝取過多的熱量。

火鍋是理想的減肥食品。不過，相撲力士吃的什錦火鍋，其量很多，而且習慣狼吞虎嚥，在有滿腹感之前就已經飲食過量，當然會變得肥胖。其實他們是有意讓自己變胖，這和利用火鍋減肥的情況不能相提並論。

不只是乳癌，肥胖也會增加子宮癌（在子宮部分生成的癌）的危險性。這是因爲細胞中部分的男性激素會變化爲女性激素（雌激素）的緣故。一旦雌激素增加，就會提高以上兩種癌症的發生率。

想要有效的攝取白菜的維他命和礦物質，可以吃以韓國泡菜爲代表的醃漬菜。食用鹽的醃漬菜，不僅不會流失維他命C，同時能夠增加腸內益菌（乳酸菌），增強整腸效果。

白菜含有豐富的食物纖維，能夠預防大腸癌，例如：韓國泡菜的辣椒成分具有辣椒辣素，和維他命C結合，可以發揮抗氧化作用，對於活性氧也會產生雙重效果。

這樣一來，就不必擔心活性氧之害了。

20 特效食

花椰菜

每週吃四次以上，可以降低罹患子宮癌的危險

每天攝取十字花科的蔬菜，能夠使癌症罹患率減半

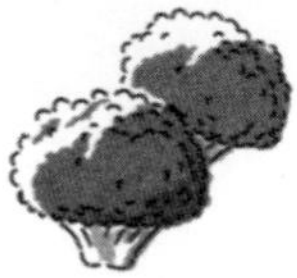

美國人很注重植物性食品，希望能夠藉由攝取蔬菜來防癌，於是展開「設計食品計畫」。其中被列爲重要蔬菜的是綠色花椰菜。一九七〇年代前後，在美國的餐桌上經常可看到花椰菜，因爲根據許多研究報告顯示，花椰菜能夠防癌。

花椰菜可以抑制的癌症，包括子宮頸癌、肺癌、結腸癌。最近發現有低齡化傾向的子宮頸癌，也能藉著花椰菜加以抑制。一九八三年，美國的薩克遜・格拉哈姆博士和詹姆士・R・馬歇爾博士共同研究，發現高麗菜等十字花科的蔬菜，尤其是一週攝取花椰菜四次以上的女性，罹患子宮頸癌的機率非常低。

格拉哈姆博士也針對結腸癌進行相同的研究（結腸癌是大腸癌之一，大腸癌又分爲直腸癌和結腸癌）。

攝取以花椰菜爲主，高麗菜或高麗菜芯爲輔等十字花科蔬菜的人，罹患結腸癌的危險

性相當低。進行癌症和飲食的研究，發現一個月吃二十一次以上的人和一個月只吃十次以下的人相比，罹患結腸癌的危險性降低爲原先的二分之一。

目前，佔日本癌症死亡人數第一位的是肺癌。

肺癌最大的危險因子是抽菸。喜歡抽菸的人戒菸後進行五年的追蹤調查，結果發現，每天吃花椰菜的人和每週只吃三次以下的人相比，罹患肺癌的危險性減半。

根據美國約翰霍普金斯大學的波爾・塔拉雷博士的研究發現，花椰菜中所含的蘿蔔硫素具有防癌作用，能夠活化醌化合物還原酶，抑制破壞身體細胞的活性氧。

雖然要攝取蘿蔔硫素含量較多的花蕾，

防癌食品

美國「設計食品計畫」列舉具有防癌作用的食品
位於金字塔上方的位置，防癌效果最好，可見花椰菜在美國深受歡迎
※根據大澤俊彥著《52 種防癌蔬菜》

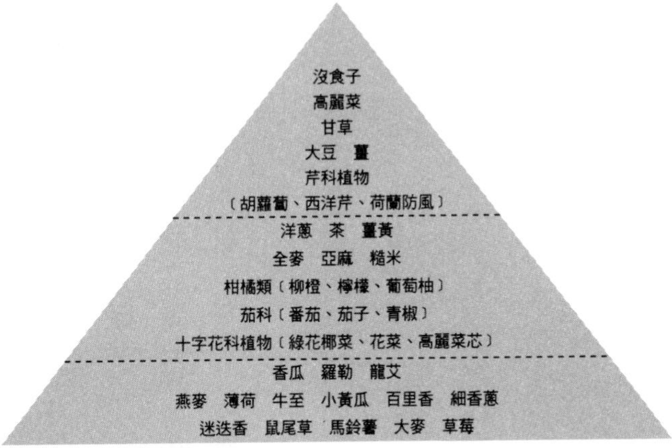

但是，莖的部分含有比花蕾更豐富的維他命、礦物質和食物纖維，不可忽略。

不只是蘿蔔硫素，還需要豐富的β—胡蘿蔔素、維他命C、維他命E、鈣、鐵、鋅、鉀、鎂等發揮綜合作用，才能夠達到防癌效果，所以要積極攝取整株花椰菜。蘿蔔硫素耐熱，煮或炒都沒問題。不過，利用微波爐加熱，可以防止維他命C在煮過之後流失。

最後，簡單說明挑選花椰菜的方法。就營養和味道方面而言，最好選擇花蕾較硬、中間部分隆起的花椰菜。顏色越深，營養越豐富。別忘了，每天攝取十字花科的食物，能使癌症的罹患率減半。

近來，市面上出現「花椰菜芽」，效果爲花椰菜的數十倍，請善加利用。

21 特效食

綠茶

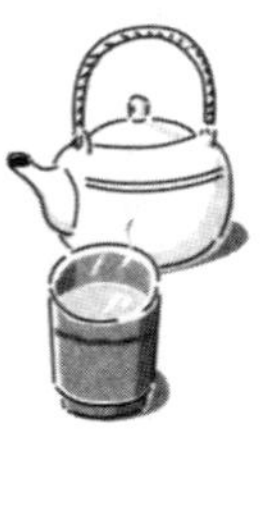

一天飲用十杯以上，癌症的罹患率降低四十%

澀味和苦味的根源兒茶素、表沒食子兒茶素能夠防癌

不只是日本，綠茶的防癌效果備受世界矚目。

美國德州大學MD安德森癌症中心的王基芳博士因防癌研究而聞名，他便是利用綠茶錠進行臨床研究；在世界的舞台上，考驗了綠茶的眞正價值。

在此之前，日本已經做過各種動物實驗、免疫學調查及臨床實驗。

靜岡縣立短期大學的小國伊太郎教授根據免疫學調查，得出「茶葉栽培地區癌症死亡率偏低」的結論。一九八九年，以「川根茶」而聞名的靜岡縣中川根町的胃癌死亡率更爲明顯。如果全國的平均值爲一〇〇，則該地區的男性爲二十・八%、女性爲二十九・二%，大約低了五分之一。

最近，埼玉縣立癌症研究中心免疫學部的研究團隊，以縣內一萬名居民爲對象，持續十年進行追蹤調查。他們比較每天喝十杯以上綠茶的人、每天喝四~九杯的人和每天喝三杯以下的人，結果發現喝十杯以上的人死於癌症的機率偏低。

之後，這個研究團隊在日本癌症學會總會發表喝綠茶能夠抑制乳癌復發的研究報告。

一九八四至九三年，針對埼玉縣立醫院四百七十二名乳癌患者進行追踪調查，發現一百二十三人復發。用以區分復發分布界限的是一天喝四杯以下及喝五杯以上綠茶的人。一天喝四杯以下的復發率爲二十四・三%，喝五杯以上則降低至十六・七%。雖然對於嚴重的乳癌沒有影響，但對於早期發現的乳癌，每天喝五杯以上的綠茶，可以抑制復發的危險性。

到底綠茶的何種成分對癌症有效呢？

靜岡縣 32 市町村的胃癌標準化死亡比（男性）

出處：小國伊太郎

數字＝胃癌（SMR）

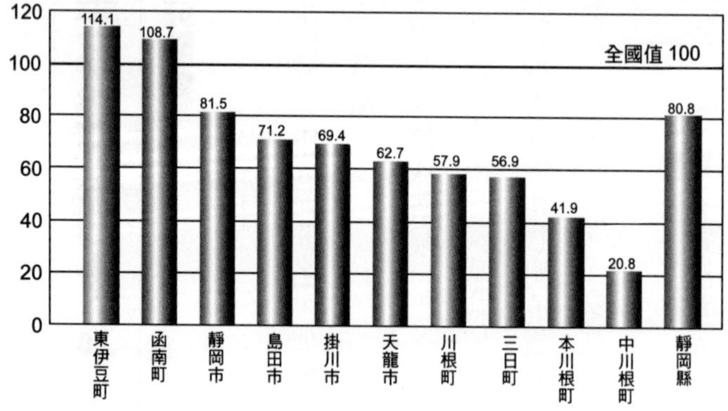

■標準化死亡比（SMR）

依地區不同，癌症死亡率會產生何種差距的比較值指標就是 SMR。癌症死亡率是以地區的人口除癌症死亡人數所得的數值，可能因為人口密度過高或過低的因素而有差距。像高齡者較多的地區，癌症死亡率當然偏高。因此，提出了 SMR 指標以彌補年齡構成的差距。這時的全國值為 100。

松下紀念醫院外科的山根哲郎部長進行各種研究，發現具有強力制癌作用的是表沒食子兒茶素。兒茶素是綠茶澀味和苦味的根源，經由動物實驗證明，不只是大腸癌、胃癌，也能夠抑制肺癌、胰臟癌、肝癌、皮膚癌和乳癌等。除了動物實驗之外，也讓具有容易罹患大腸癌的家族性大腸息肉症的人吃綠茶錠，進行臨床實驗，結果發現息肉減少或消失。

研究者建議，每天喝十杯以上綠茶才有效。

煎茶（用水煎煮的茶水或茶葉）含有豐富的維他命C，但含有最多防癌效果的兒茶素則是粗茶。綠茶之王玉露茶連茶渣一併吃下，也能夠防癌。抹茶則必須吞服茶葉，才可以保存有效成分。

事實上，綠茶的有效成分還包括胡蘿蔔素、維他命E、非溶性食物纖維。在享受飲茶的樂趣之餘，不妨連茶葉一併攝取。

不只是癌症，利用茶渣做成的炒飯或香鬆，都能有效的預防高血壓、阿茲海默症、糖尿病等。因此，除了飲用之外，綠茶也可以應用在其他方面。

22
特效食

春高麗菜

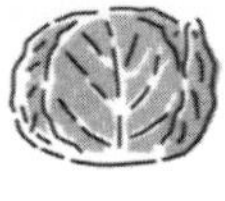

積極攝取高麗菜大幅降低大腸癌的罹患率

防癌物質「異硫氰酸鹽」和「吲哚」備受矚目

高麗菜可以分為冬高麗菜、夏秋上市的高原高麗菜和春高麗菜等，依季節的不同而有不同。就營養及防癌成分來看，春高麗菜的效果最好。

除了維他命和礦物質之外，一百公克中含有四十四微克的維他命C，並含有豐富的鈣、鉀、食物纖維。而在防癌方面，值得注意的是維他命C、食物纖維、異硫氰酸鹽、多酚、甾醇和吲哚等成分。

一九三一年，德國科學家證明高麗菜具有抗癌作用。在實驗中，用放射線照射老鼠。結果，雖然放射量已經達到老鼠的致死量，但仍有老鼠存活。深入調查，發現這羣老鼠是以高麗菜爲食。後來，研究者將焦點置於高麗菜上，在世界各地進行免疫學調查。結果發現，高麗菜攝取量最少和最多的人之間，大腸癌的罹患率相差八倍，亦即每天吃高麗菜可以預防大腸癌。

異硫氰酸鹽是山葵的辣味成分，不只是大腸，還能夠有效的預防食道、肺、肝臟等的癌症。多酚因爲從茶中被發現而著名，其實高麗菜中也含有多酚，可以防止破壞細胞的活性氧之害，具有抗氧化作用。另外，甾醇也能夠發揮防癌效果。

一九七〇年代，在高麗菜中發現防癌物質「吲哚」。吲哚會對人體產生作用，具有抑制致癌物質的效果。

高麗菜可以做成菜捲等料理，以這種方式攝取，就能夠大量攝取高麗菜。不過，高麗菜所含的防癌成分中，有些遇熱會遭破壞，因此不妨生吃。做成沙拉，和胡蘿蔔等一併攝取，更能提高效果。

23 特效食

茄子

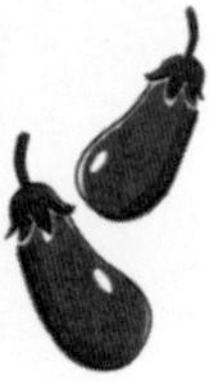

制癌效果非常好的蔬菜

能抑制異常細胞的作用，煎、炒、煮、炸皆宜

在一九九八年的「第五十七屆日本癌症學會總會」中，茄子備受矚目。

名古屋大學醫學部和愛知學院大學齒學部的研究團隊發表研究結果，他們進行實驗，檢證茄子是否具有抑制異常細胞的作用。結果發現茄子的浸出物可以有效治療病毒性的疣。接著，調查在試管內抑制癌細胞增殖的效果。搾茄子取出浸出物，除去沈澱物；浸出液分爲十%、二十%、三十%三種，同時加入卵巢癌等八種癌細胞。

後來發現確實能抑制這些癌細胞增殖，尤其抑制卵巢癌的作用特別明顯。試管內的效果對於人體會造成何種影響，尚待進一步的研究。不過，這的確是開闢抗癌劑的好材料。

能夠證明茄子制癌作用的研究不僅止於此，東京大學醫科研究所外科癌病態研究部的佐丸義夫講師，檢證常見的八十二種蔬菜，測試它們對癌細胞的作用，其中也包括茄子。結果發現，茄子蒂部分的制癌率爲七十四・八%，排名第六；茄子皮爲七十三・七%，排名第七；茄子本身則爲五十九・二％。

這類蔬菜都含有維他命C等防癌物質，於是農林水產省食品綜合研究所去除維他命C，研究十一種蔬菜的效力。結果發現茄子防癌的效果超越花椰菜，排名第一；制癌率在未加熱時爲八十二・五％，加熱後也還有八十二・三％，幾乎沒有改變。帝京大學藥學部的研究，也證明茄子具有防癌效果，能夠增加與人類免疫有關的白血球中TNF物質的作用十倍。

目前尚無法測定出到底茄子中的何種物質發揮制癌作用，但是在所有的蔬菜中，茄子的制癌效果確實極高。

茄子不論燙、烤、醃、炸皆宜。食慾不振的人適合吃炒茄子。茄子吸油，可以去除油膩感，容易入口，β—胡蘿蔔素的吸收率也比其他蔬菜高十倍。因此，與其他含有β—胡蘿蔔素的蔬菜一併攝取，更能發揮防癌效果。

24 特效食

紫蘇

青紫蘇的齊墩果醇酸可抑制癌細胞增殖

使血液清爽，預防腦中風、狹心症和心肌梗塞

夏天餐桌上常見的涼拌豆腐、麵線及涼麵等料理，不可或缺的佐料就是紫蘇。紫蘇分爲青紫蘇和紅紫蘇。青紫蘇又稱爲「大葉」，全年都可買到，但當令季節是夏天。當成佐料而備受重視的紫蘇香氣來源紫蘇醛，能夠增進食慾，再加上具有抑制細菌繁殖的抗菌作用，所以經常與生魚片搭配攝取。此外，紫蘇具有鎮靜作用，晚上因疲勞而輾轉難眠時，喝碗紫蘇粥，可以得到安眠效果。

紫蘇能提高免疫力，具有抑制癌症的作用。這是近畿大學生物理工學部小清水弘一教授的研究團隊發表的研究結果，他們針對一百二十一種蔬菜和水果進行研究，在能抑制癌細胞增殖的三十三種物質中，特別著眼於青紫蘇。青紫蘇可抑制癌症，是其中所含的齊墩果醇酸發揮效果所致。

小清水教授的研究團隊，利用小老鼠進行抑制癌細胞發生的實驗並加以研究。

實驗結果顯示，沒有塗抹齊墩果醇酸的小老鼠在第五週開始生成腫瘤，到了第九週，所有的小老鼠都出現腫瘤。

在同樣的條件下，塗抹齊墩果醇酸的小老鼠於第五週並沒有生成腫瘤；到了第十週，有的小老鼠出現腫瘤；進入第二十週時，約四十%的小老鼠出現腫瘤。換言之，齊墩果醇酸確實具有抑制腫瘤的效果。

除了癌症之外，紫蘇對於過敏性疾病也有效。帝京大學藥學部的山崎正利教授發現，紫蘇具有抗過敏效果。

紫蘇也能抑制免疫機能過剩的作用。免疫過剩會引起風濕、肝炎、肺炎、過敏及異位性皮膚炎等。建議這類型的患者積極攝取紫蘇。

紫蘇不只是佐料的藥味，還可以應用在義大利麵或切碎的鰹魚中，能夠淨化血液，預防腦中風、狹心症及心肌梗塞。

不過，在烹調時要注意避免加熱過度，否則會損失重要的營養素。煮粥時，應最後再撒上紫蘇末。

芝麻

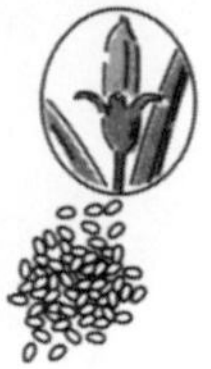

芝麻木聚醣、γ—生育酚可防止破壞細胞

煎好後立即食用，抗氧化作用可擊潰活性氧

對健康有益的芝麻，近來備受世界各國矚目。

事實上，有二個聯合國的機構注意到芝麻的效用，即世界衛生組織（ＷＨＯ）和聯合國糧食農業組織（ＦＡＯ），共同組成聯合國蛋白質諮詢委員會（ＰＡＧ）。一九七五年，呼籲世人在飲食生活中積極攝取芝麻。

經由科學研究證明，芝麻成分中的「芝麻木聚醣」具有抗氧化作用。人類之所以會老化或得癌症，是因爲細胞膜中的脂質氧化所致。造成這種氧化的物質，就是體內使用氧時所形成的活性氧。

人體內有排除活性氧的「ＳＯＤ」，但是ＳＯＤ的作用會隨著年齡增長而減弱。而芝麻中含有大量與ＳＯＤ作用相同的物質，亦即芝麻木聚醣，還含有與維他命Ｅ同類、抗氧化效力最強的γ—生育酚。

由於產生強化效果，所以發揮強大的抗氧化功能，能夠杜絕活性氧之害。然而，直接攝取芝麻無法得到這種力量，必須是磨碎的芝麻才能發揮防癌效果。

芝麻的皮很硬，體積大者可利用咀嚼的方式攝取。不過，通常芝麻都很小，難以咀嚼，若直接攝入體內，多半會被排出，因此須將其磨碎，最好是先炒過。炒過的芝麻能夠增加芝麻木聚醣，提高活性，使效力完全釋放。

芝麻不只能夠防止老化或癌症，還具有以下七種效用，即「整腸」、「健胃」、「強化視力」、「強化聽力」、「強化筋骨」、「安神」、「去除神經痛」。此外，對於貧血、高血壓、動脈硬化、心臟病，甚至美容效果極高，深獲好評。

每天最好攝取二大匙（二十公克）芝麻，其實只要攝取一半就能夠發揮效果。在料理方面，可以當成調味料使用，例如將炒過的白芝麻用研缽磨碎，做成芝麻醬。在料理中加入芝麻，則更能增添風味。

26 特效食

海苔

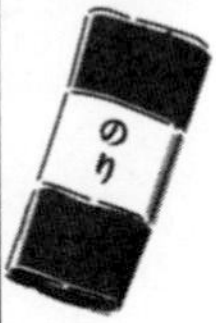

每天吃海苔，能降低乳癌罹患率一半

維他命A含量為胡蘿蔔的三倍，豐富的礦物質能美肌

日式早餐經常搭配海苔。海苔中含有豐富的維他命A、維他命B羣、維他命C及鐵質、鈣質等礦物質，尤其維他命A的含量爲胡蘿蔔的三倍，單單二片乾海苔的維他命A含量就與一串鰻魚相同。對於「美肌」而言，維他命A是不可或缺的物質。

海苔的優點不只如此，美國的癌症研究者都認爲它具有極佳的防癌作用。關於海苔的研究，中國和日本居於領先地位。北里大學衛生學部的山本一郎教授，便提出相關的研究報告。

山本教授的研究團隊將六種海藻製成乾燥粉末，分別在飼料中添加二%，做成六種飼料。同時將老鼠分爲六組，各自投與不同的飼料。第二十七天，投與讓所有的老鼠都罹患乳癌的物質。第一百五十二天，換成普通的飼料。第二百一十一天，解剖所有的老鼠。結果，只攝取普通飼料的對照組，致癌率爲六十九%，而攝取海苔的老鼠，致癌率只有三十五%。換言之，每天吃海苔，可以降低乳癌的罹患率一半。

那麼，與防癌有關的海苔應該攝取多少呢？若將老鼠的攝取量計算，人類一天吃三公克的海苔，亦即二片半就足夠，且要注意避免過量。海苔等海藻含有豐富的碘，像日本人會用海帶熬味噌湯或在料理中加入海帶芽，甚至連海藻沙拉都大受歡迎。結果導致碘攝取過量，引起甲狀腺機能亢進，出現神經緊張、排汗增多、失眠及疲勞、身體虛弱、掉頭髮、體重減輕、無法耐熱、心跳加速等症狀。

根據研究報告指出，一天只吃一片烤海苔，就能避免這種情形發生。

三重大學生物資源學部前教授野田宏行，將與人類的癌症接近的癌組織移植到小老鼠體內，結果發現海苔、海帶芽或海帶等海藻類，能夠抑制癌細胞的成長達四十%。以人類來換算這個量，就是一天一片。

具有抗癌作用的不只是海苔中所含的黏滑成分墨角藻聚醣，其中所具有的脂質和胡蘿蔔素等也會發揮作用，可以用食品的方式來攝取。

27
特效食

牡蠣

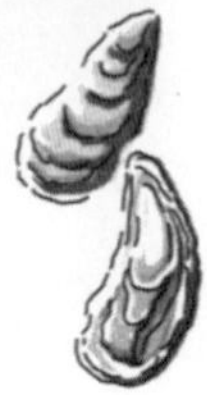

在體內合成谷胱甘肽以抑制活性氧

擁有消除使細胞氧化、癌化的自由基作用

牡蠣有「海中牛乳」之稱，自古以來就被當成強精食品。不只全世界的海洋科學家，包括人類基因的研究者及醫學家都注意到牡蠣，抱持極高的期待。其中之一是美國福斯邱斯癌症中心藥理部長肯尼斯・邱博士。

邱博士注意到與癌症的發生有密切關係、含有活性氧的自由基，並由此著手研究牡蠣的作用。自由基會使身體的細胞氧化、癌化並加速老化。事實上，牡蠣的神奇之處，就在於完全不會遭到自由基破壞。

谷胱甘肽能夠消除體內的自由基。只要攝取牡蠣，就可以大量合成在體內很難生成的谷胱甘肽，提高消除自由基的效力。牡蠣中含量豐富的牛磺酸等成分，有助於谷胱甘肽的生成。

針對不同的臟器，研究谷胱甘肽的增加量，結果發現小腸周圍爲四・六倍，肝臟等臟器至少也增加二倍。因此，邱博士的結論是「增加牡蠣的成分谷胱甘肽，就能夠擊退自由基，預防癌症等各種疾病」。

不只是肝癌，牡蠣也可以抑制酒精對肝臟造成的損害。

大量飲酒會降低谷胱甘肽的量，因此，適度攝取牡蠣很有效。使用老鼠進行酒精性肝障礙的研究，四週後，針對投與乙醇的老鼠羣和經口投與乙醇、牡蠣肉萃取劑的老鼠羣進行比較。

結果，投與乙醇的老鼠羣GOT、GPT值（測定肝功能數值）都上升約二倍，但是投與乙醇、牡蠣肉的老鼠羣則和投與前相同，甚至GOT的數值還降低。

那麼，到底要攝取多少牡蠣才能提高消除自由基的效力，以保護身體呢？根據麻省理工學院的杜迪斯・瓦特曼博士的建議，最好每天攝取八十五公克。如果撒上檸檬汁，補充維他命C，則效果更好。

28

特效食

香蕉

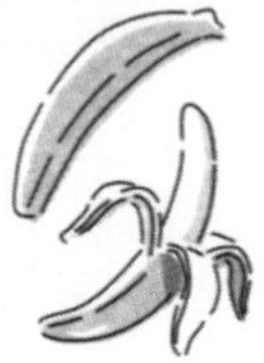

一天吃一根熟香蕉，可以提高身體防禦機能

熟透香蕉中含量豐富的ＢＲＭ類似物質防癌效果極佳

癌症已經從治療時代邁入預防時代，日本癌症學會也注意到防癌的課題。

許多研究者都會利用身邊常見的食材做實驗，這樣便不必擔心副作用的問題，例如茄子、味噌、柑橘、牛乳、大蒜、鬱金、紫蘇、綠茶等。在「第五十八屆日本癌症學會」中，香蕉備受矚目。

忙碌或肚子餓時，可以吃根美味可口的香蕉。帝京大學藥學部山崎正利教授的研究團隊，連續六年進行研究，發表了「香蕉具有抑制癌症效果的研究」。

這是以不同成熟度的香蕉研究ＢＲＭ類似物質活化程度的報告。香蕉中含有大量的ＢＲＭ類似物質，能夠提高保護身體免於疾病傷害的生物體防禦機能。

雖然利用乙烯氣處理過的綠色香蕉具有活性，但是香蕉成熟後，免疫活性機能卻降低。事實上，看起來完整的黃色香蕉，活性最低，不具防癌效果。

如果再繼續成熟，則會出現黑色斑點。黑色斑點越多，表示活性越高。在整個香蕉都變黑的狀態下，免疫活性達到最高峰，亦即腐爛之前的免疫活性最強。

香蕉中的BRM活性在未熟與過熟的狀態下較強，這和成熟度有密切的關係。

昔日認爲一天要吃三根香蕉才能防癌，但是免疫活性最大、熟透的發黑香蕉，一天只要吃一根就能充分發揮防癌效果。營養價高的香蕉，價格低廉，可以當成每天的點心或在早餐時攝取。

29 特效食 紅葡萄酒

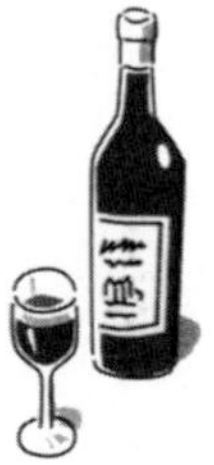

紅葡萄酒中的多酚能夠抑制氧化

除了動脈硬化、心臟病之外，也具有防癌效果

全世界最喜歡喝紅葡萄酒（紅酒）的國家是日本。一般人都知道紅葡萄酒有益健康，但卻很難說明其功能。最早注意到紅葡萄酒的是法國，其肉類、乳脂肪的消耗量凌駕於歐洲各國，心臟病的死亡率卻非常低。這種現象叫作「法國矛盾」，被認爲紅葡萄酒在免疫學方面具關鍵作用。

法國的研究者假設：壞膽固醇（ＬＤＬ）氧化而形成的氧化膽固醇會引起動脈硬化，而紅葡萄酒中所含的多酚能夠抑制氧化。

在試管內的實驗已經證明這個假設。那麼，對人體會產生何種影響呢？一九九四年十月，英國醫學雜誌刊載相關的研究結果，是日本研究團隊所發表的報告。國立健康營養研究所榮譽所員、茨城基督教大學的板倉弘重教授，也提出「飲用紅葡萄酒，能使動脈硬化的速度降低十%，亦即多酚具有防止氧化作用」的主張。

研究對象是三十三歲至五十七歲的十位企業家。爲了維持相同的條件，十個人的飲食內容都相同。最初的二週給予不含抗氧化物的伏特加，體重六十公斤的人，每天喝一百六十毫升，抽取血中的LDL調查氧化程度，結果「伏特加完全沒有造成影響」。

其次，用紅葡萄酒代替伏特加，體重六十公斤的人，每天喝五百cc，過著正常生活。測定血液中LDL的氧化程度，結果發現降低十%。

「紅葡萄酒能夠防止動脈硬化，預防心臟病。」

後來，世界各地廣泛進行紅葡萄酒的研究，發現可以預防高血脂症和癌症。紅葡萄酒具有強力的抗氧化作用，可以產生防癌效

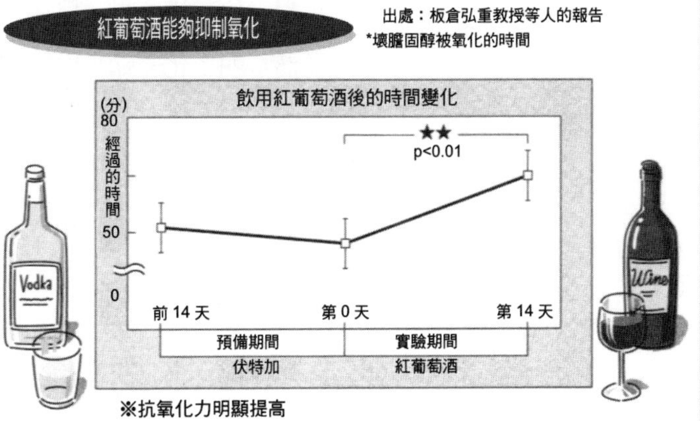

※抗氧化力明顯提高

■紅葡萄酒的適量度

3～5 年的葡萄酒含有較多的多酚。100cc 中含有 20 毫克的多酚，而只要 20 毫克就能產生效力。飲用過量會對肝臟造成負擔，最好 1 天以 200cc 為限，約為 2 杯葡萄酒杯的份量

果。而證明這點的是美國伊利諾大學的研究團隊，一九九七年一月號的美國權威性科學雜誌《科學》（*Science*）中刊載了這項研究的成果。

利用小老鼠做實驗，發現紅葡萄酒能夠抑制白血病的癌細胞和皮膚癌的癌細胞，這是因爲葡萄酒的多酚中所含的「Lysveratrol」發揮效果所致，Lysveratrol和多酚同樣大量存在於葡萄皮中。葡萄籽中含量豐富的槲皮黃酮具有抗氧化作用，在洋蔥中含量也很高。雖然這些研究報告足以證明紅葡萄酒能夠防癌，但無法證明抗氧化就等於紅葡萄酒可防癌。不過，目前已經證明紅葡萄酒的抗氧化力極強，所以應該也和防癌有關。

30 奶粉

活化腸道，抑制引起乳癌的荷爾蒙
一天只要一餐攝取，即可提高免疫力，有效防癌

包括內臟型肥胖症在內，受人歡迎的奶粉「彼愛特奶粉」對於糖尿病、高血壓、痛風、高血脂症等有效。只要用六十度以下的溫水沖泡，即可取代一天三餐中的任何一餐。

「現代人普遍飲食過量。飲食過量容易導致脂肪附著，造成肥胖，而且會形成惡性循環，引起各種疾病。如果利用奶粉取代其中一餐，就能使惡性循環變成良性循環。」

這是給予牛奶極高評價的茨城基督教大學板倉弘重教授所說的話，他也是最初以醫學方式證明紅葡萄酒能夠預防動脈硬化的人。一包（一餐份）為四十五公克，熱量一九○大卡，蛋白質十四．○%、脂質十四．三%、醣類五十九．七%，同時含有許多維他命及礦物質。四十五公克的配合成分中乳成分為三十八．○五公克、調整脂肪八．七七公克、可溶性多醣類（纖維）八．一公克。

這種成分會先對腸道發揮作用。歐美化油膩的飲食和食品添加物，會在腸內形成強力的致癌物質。脂肪攝取越多，則分泌的膽汁越多，也就越容易製造出致癌物質，促進催乳激素分泌，提高大腸癌或乳癌的罹患率。不過，彼愛特奶粉則可加以預防。

「腸道免疫對健康非常重要。彼愛特奶粉能夠增加腸內好菌（雙歧乳桿菌等），提高腸道免疫，促使排便順暢，活化細胞，因此能夠預防大腸癌、乳癌及其他癌症。」

對於飲食過量的現代人而言，一天一餐以彼愛特奶粉取代，可以抑制熱量的攝取，達到減肥效果。而這種減肥效果對於預防乳癌也很有效。

同時對於自律神經和荷爾蒙的分泌也會產生作用，使其功能正常化，各臟器的功能、血液循環順暢，肌膚變得更年輕。對女性而言，具有雙重效果。

不過，必須注意的是，彼愛特奶粉是完全營養食品，雖然添加了食物纖維，但鐵質和DHA、EPA不足，所以，其他二餐要積極的攝取青魚類料理及鐵質含量豐富的蔬菜，這樣才能更強化免疫力。

第2章
最好每天上桌的強力健康食品

31 健康食品

蘆薈

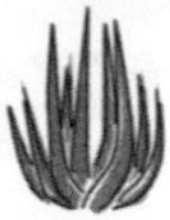

古埃及的萬能藥，具有抗癌作用

有效成分能夠改善糖尿病、胃・十二指腸潰瘍和高血壓

蘆薈曾被稱爲「可取代醫師的物質」。全世界有超過六百種蘆薈，在日本較常見的是「劍蘆薈」，由美國引進的「巴巴多斯蘆薈」也逐漸普及。這二種蘆薈深受多數人喜愛，其效能大致相同。

蘆薈爲百合科多年生，原產地在非洲地中海沿岸，古埃及時就被當成藥草使用。最初是當瀉藥，西元前一世紀時，羅馬皇帝尼洛的御醫在《希臘本草》中提到，蘆薈的藥效廣泛，具有整腸作用，還可以用來洗淨眼睛、治療痔瘡、黃疸等，堪稱是萬能藥。日本的鎌倉到室町時代，自中國傳入，當時並沒有計畫性的栽培，野生於山林中。

近年來，日本癌症學會經常發表關於蘆薈的抗癌研究報告。愛知縣癌症中心、九州大學醫學部等各研究機構，也都曾經著手研究其對癌症的影響。藤田保健衛生大學生藥研究中心的別府秀彥醫學博士等人，利用老鼠進行實驗，結果證明蘆薈對於體內及皮膚所形成的癌組織都能發揮療效。

首先是肝癌。在老鼠腹腔內注射容易致癌的藥劑。二週後，將老鼠分成二組，一組投與原來的飼料，另一組則加入三十％的蘆薈乾燥粉末。六週後，檢查二組老鼠的肝癌病變，並比較病變的面積。結果，攝取蘆薈乾燥粉末的老鼠羣中二十七％的老鼠得以制癌。

其次，將致癌物質塗抹於老鼠的皮膚，讓另一組老鼠塗抹蘆薈浸出液。結果，沒有塗抹蘆薈的老鼠產生皮膚癌，塗抹蘆薈的老鼠則未產生皮膚癌。

雖然目前研究還在動物實驗階段，但確實可以證明蘆薈中含有抗癌成分。在世界頂尖之法國巴斯德研究所的動物實驗中，也發

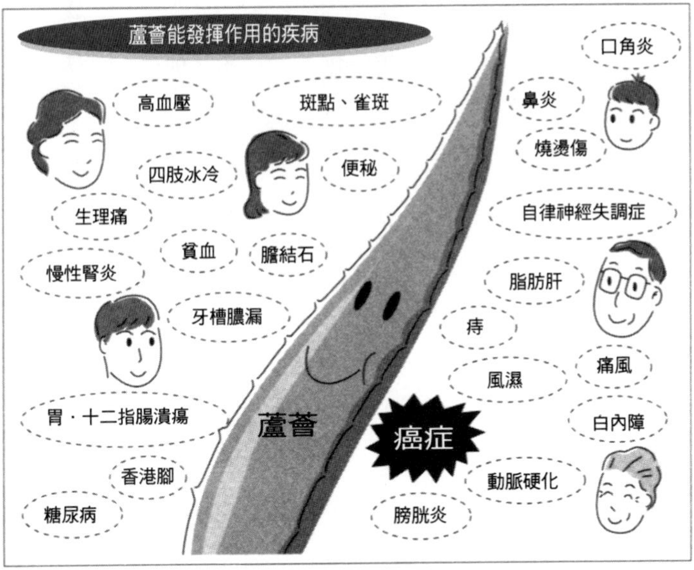

現蘆薈具有提高免疫機能的作用。

世界各國都針對蘆薈的有效成分加以研究，目前已經發現超過三十種。除了抗癌作用之外，對於糖尿病、胃・十二指腸潰瘍、高血壓等疾病都有效。關於防癌方面，各國的研究者都主張積極攝取蘆薈。

不過，必須特別注意副作用過敏的問題。就寢前，將蘆薈膠質部分切成三公分的正方形置於手臂上，覆蓋紗布貼上，進行肌膚測試。如果第二天早上沒有出現紅腫現象，就表示不會對蘆薈過敏。

你也可以搾汁飲用、生吃蘆薈片、做成生菜沙拉或當成蕎麥麵的沾醬等來，但不可攝取過多。每天大約吃長八公分、寬三公分（去皮重量爲四十公克）的量即可，這樣就能保有一個遠離癌症的身體。

32 健康食品 雙歧乳桿菌

擊潰會產生致癌性物質的壞菌

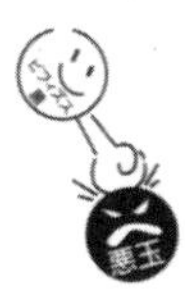

腸內保持雙歧乳桿菌佔優勢的狀態，就能發揮防癌效果

東京大學醫學部泌尿科及筑波大學醫學部等研究團隊，針對復發率極高的膀胱癌進行研究。結果顯示，飲用乳酸桿菌能夠抑制復發率達三十%。初期且只有一個膀胱癌的症狀，因爲復發率較低，被排除在研究對象之外。將研究對象一百二十五人分成以下三羣：（A）初期多發癌、（B）復發但只有一個癌、（C）復發且多發，然後各自再分爲二組，一組給予乳酸桿菌，另一組給予僞藥。一年後，C組沒有改變，A組和B組卻產生明顯的差距。服用僞藥的患者，膀胱癌復發率爲四十五・一%，而攝取乳酸桿菌的患者，分別爲二十・八%和二十四・三%，證明可以抑制復發。

平田肛門科醫院（東京・港區）的平田雅彥院長，對於雙歧乳桿菌給予極高的評價。

「乳酸桿菌就是雙歧乳桿菌。根據以往的經驗，飼養天生容易罹患肝癌的小老鼠，七十五%會得肝癌。不過，只要在飼料中加入雙歧乳桿菌製劑，得肝癌的機率會降低爲四十六%。現在，初次利用人體進行研究，也得到不錯的成績，意義重大。」

人類腸中棲息著一百種、一百兆個以上的細菌。腸內細菌可以分爲益菌和壞菌：壞菌的代表是大腸菌、葡萄球菌、魏氏梭狀芽孢桿菌等；益菌的代表則是雙歧乳桿菌（乳酸桿菌）等乳酸菌。

腸內的壞菌蔓延時，不僅會促進老化，也會使蛋白質變性，生成致癌物質。「不只是大腸癌，也可能引發乳癌、前列腺癌、膀胱癌、肝癌等各種癌症。」

反之，如果腸內的益菌雙歧乳桿菌佔優勢時，就會生成大量的乳酸菌或醋酸，使得腸內呈酸性，遏止壞菌增殖。尤其雙歧乳桿菌是唯一能夠直接擊潰壞菌的益

食物纖維含量較多的食品

■豆類

	食品名 （〔 〕內是1餐的標準使用量）	1餐的食物纖維量（g）
1	菜豆（乾）〔20g〕	3.95
2	蠶豆（乾）〔20g〕	3.91
3	拉絲納豆〔40g〕	3.84
4	豆腐渣〔40g〕	3.77
5	黃豆粉〔20g〕	3.43
6	小紅豆（乾）〔20g〕	3.19
7	脫脂大豆〔20g〕	3.19
8	青豆（罐頭）〔40g〕	3.10
9	大豆（乾）〔20g〕	3.01
10	大豆（煮過）〔40g〕	2.84

■海藻類、菇類、山菜類

	食品名 （〔 〕內是1餐的標準使用量）	1餐的食物纖維量（g）
1	羊栖菜〔10g〕	5.49
2	海帶（鹽醃海帶）〔20g〕	2.92
3	海帶〔10g〕	2.86
4	生海帶芽〔20g〕	1.98
5	生香菇〔40g〕	1.82
6	洋菜〔2g〕	1.63
7	黑木耳〔40g〕	1.48
8	紫萁〔40g〕	1.38
9	玉蕈〔40g〕	1.24
10	金菇〔40g〕	1.15

※根據地方衛生研究所全國協議會發表的資料

菌。為了預防癌症，最好保持腸內益菌佔優勢的狀態。

建議實行以下三點：

①每天飲用養樂多或牛乳。

②攝取寡糖。

③積極的攝取食物纖維。

「乳糖可以增加雙歧乳桿菌，因此最好積極的飲用養樂多和牛乳。此外，寡糖能夠成為雙歧乳桿菌的食物，而食物纖維具有增加雙歧乳桿菌的作用。」

可能的話，最好使用雙歧乳桿菌製劑。但經口攝取時，雙歧乳桿菌在胃中會被胃酸殺死，所以，市面上開始販售只能在腸中被溶解的膠囊狀雙歧乳桿菌製劑等。

許多食品都添加防腐劑，但是防腐劑會殺死益菌，因此要盡量養成不吃含有防腐劑食品的習慣。

33 健康食品

大麥嫩葉

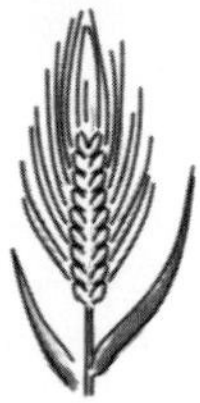

過氧化物酶可分解致癌性物質

含有能夠提高免疫力、消除壓力的物質

一九七五年左右，曾經在美國、加拿大等健康食品先進國家深受歡迎的大麥嫩葉萃取劑麥綠素，再度掀起旋風。以動過手術的前列腺癌男性患者爲對象進行調查，發現攝取麥綠素，使術後復原良好，同時預防癌症復發。

麥綠素是如何發揮力量呢？關於這一點，我們以科學方法來證明。東京理科大學的久保田和彥教授（藥學博士）認爲「確實具有防癌的可能性」。根據以往的研究結果，認爲麥綠素的下列四種作用值得注意。

①分解致癌性物質

「進行試管實驗，發現麥綠素可分解致癌性物質。」

換言之，麥綠素中的過氧化物酶發揮力量。山葵中也富含這種酵素。通常在酸性的環境中，酵素的活性會降低，但是麥綠素的酵素卻具有耐酸性。

「因此，在胃酸中也能夠分解致癌物質。烤魚或漢堡等烤焦的部分存在著致癌物質，所以在攝取這些食品時，最好也一併飲用麥綠素。」

②提高免疫力

以小老鼠做實驗，結果發現攝取麥綠素後體力大幅提升。

「麥綠素中確實含有能夠提升體力，亦即提高免疫力的物質。」

③含有消除壓力的物質

麥綠素中含有能夠消除壓力的苯氯甲苯基苯幷二氮草酮。

「這是具有鎮定神經、消除不安作用的物質。只要消除不安，就能夠去除壓力。」

④SOD酵素的力量

麥綠素中含有大量的超氧化歧化酶（SOD＝活性氧消去酶），能夠分解生成癌症的有害活性氧。

此外，還含有維他命A、C、E和礦物質，尤其鈣質的含量爲牛乳的十一倍。

爲引出這四大力量，攝取方式非常重要。加入冷水中沖泡飲用，便隨時可以發揮防癌效果。

鬱金

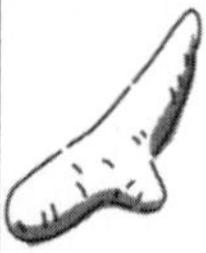

咖哩粉黃色的來源，恢復青春的力量備受矚目

鬱金中所含的「薑黃素」能夠抑制癌症發生

以日本琉球爲主要產地的薑科植物鬱金，其抗癌作用的研究報告陸續出爐。鬱金指的就是薑黃，是咖哩粉黃色的來源。

一九九一年，鬱金的抗癌作用受到注意。當時，美國紐澤西州拉特加斯大學的研究團隊發表結果，主張「鬱金中所含的薑黃素能夠抑制癌症發生」。

在小老鼠的皮膚上塗抹致癌物質苯幷芘，再塗抹會促進致癌的TPA物質，使得癌症的罹患率超過九十％。不過，在TPA中慢慢增量混入鬱金黃色成分薑黃素，直到薑黃素變成TPA的二倍時，癌症的罹患率抑制爲二十％以下。事實上，讓罹患大腸癌或惡性淋巴瘤的小老鼠經口攝取薑黃素，也具有延命效果。

一九九四年，日本厚生省、文部省、科學技術廳在「克服癌症十年計畫」中，也納入鬱金防癌計畫。後來，癌症研究中心和京都府立醫科大學的研究團隊也陸續提出各種報告。到目前爲止，經由動物實驗已經確認，鬱金能夠抑制大腸癌、前列腺癌、肺癌、乳癌等的罹患率。

這些作用不只是鬱金的成分薑黃素所造成的，鬱金的抗氧化作用也發揮極大的效力。要提升這種抗氧化功能，可以使用乳酸菌發酵鬱金中最具抗氧化力的秋鬱金。琉球生物資源和琉球大學農學部的本鄉富士彌教授研發了發酵鬱金，並發表研究成果。

人體內有避免身體細胞被破壞的酵素SOD。年輕時，SOD能夠充分發揮作用，所以在尿中不會出現8—OHαG物質。不過，抗氧化力降低的老人，其尿中8—OHαG的量逐漸增加。針對老人醫院的十名患者進行調查，發現其量爲二十五歲年輕人的四倍。讓這十名老人（平均年齡八十九歲）持續三個月攝取發酵鬱金，結果8—OHαG的量降低爲二十五歲年輕人的二倍，約和五十歲的人相當，亦即有恢復青春的效果。

抗氧化力能夠恢復身體的年輕，不僅可以預防老化，也能夠有效防癌。本鄉教授進行的研究，證明了發酵鬱金比著名的抗氧化物質維他命E具有更強烈的抗氧化作用。

35

健康食品

蔓越莓

「兒茶素」、「花色苷」能夠活化活性氧消去酶

能改善眼睛問題，也是富含SOD作用的強力物質

蔓越莓能改善眼睛問題，從一九九六年開始，在日本深受歡迎。其力量不輸給藍莓，是杜鵑花科的植物，產於歐洲北部、中部以及北美，長期以果汁或果醬的形態被利用。

蔓越莓不光是對眼睛很好，甚至可以防癌。「蔓越莓是紅色的小果實，有色素花色苷和茶中含有的兒茶素，因此能夠防癌。」這是東京理科大學久保田和彥教授（藥學博士）的說法。

事實上，在日本靜岡，喝很多茶的川根地區居民得胃癌的機率爲其他地區的四分之一。換言之，兒茶素的確有預防胃癌的功能。

「兒茶素或花色苷都具有抗氧化物質的功能，亦即具有SOD（超氧化歧化酶＝活性氧消去酶）的作用。」

人體內能夠消除自由基的就是SOD，而所有生物都具備像SOD等能夠消除自由基

的酵素。但是，如果超過處理能力或處理能力降低時，就會損害基因。要抑制自由基發生，就要過著不讓自由基發生的生活形態：不抽菸、適量飲酒、避免做劇烈運動。爲了提升處理能力，就要攝取能充分發揮SOD作用的強力物質（抗氧化物質）食品，其中一種就是蔓越莓。

「茶的兒茶素含量比蔓越莓多，但是蔓越莓除了兒茶素之外，還含有花色苷，所以SOD作用不輸給茶。」

關於蔓越莓的研究報告很多。美國伊利諾大學的波姆加博士在一九九六年確認，從蔓越莓分離出來的花色苷前驅物具有抗癌作用。而在一九九五年，日本愛知學院大學醫院的研究已證明花色苷具有抑制癌細胞滋生的作用。以健康食品的方式來攝取時，一粒五百毫克的蔓越莓，一天要攝取六～十粒才能發揮防癌效果。如果以新鮮的果實來攝取，則要攝取非常多的量。

36 健康食品

硒

製造出使活性氧無毒化的「谷胱甘肽過氧化物酶」

投與礦物質硒能夠降低五十%的死亡率

人體內所需要的礦物質很多，其中硒在以前就被認爲「具有很強的防癌作用」，但是並沒有出現能夠證明的研究資料。

後來，美國亞利桑那大學醫學部癌症中心的拉里・克拉克博士研究團隊，整理患者的追踪資料，進行研究並提出硒具有防癌效果的報告。

在癌症預防方面，克拉克博士等人想到硒對於皮膚癌有療效。皮膚癌包括有棘細胞癌、基底細胞癌、惡性黑色瘤等。博士等人選出一千三百一十二名表皮的基底細胞產生基底細胞癌的患者進行研究。

將患者分爲二組，一組每天投與二百微克的硒，共四年半，另一組則並未投與硒。一微克是一百萬分之一公克，量非常少。過了將近六年半，觀察的結果，包括皮膚癌的復發在內，得癌症的人二組共計二百人，二組的皮膚癌復發率幾乎完全一樣，不過整體癌症的發生率卻產生很大的差距。換言之，和未投與那組相比，投與硒的癌症發生率減少三十七%，癌症死亡率降低五十%。以部位來看，與未投與硒的一組相比，前列腺癌六十三%、大腸癌五十八%、肺癌四十六%，發生率較低。

在美國，這被當成與防癌有密切關係的研究結果，得到極高的評價。

維持健康所需要的礦物質很多，包括鈣、鉀、鈉、鐵等，都必須大量攝取。而只要微量但必須每天攝取的礦物質，包括鋅、碘、銅、錳及硒。礦物質中能夠發揮防癌作用的就是硒，因爲它是製造出使體內形成的活性氧（破壞身體細胞的物質）無毒化的谷胱甘肽過氧化物酶的成分，亦

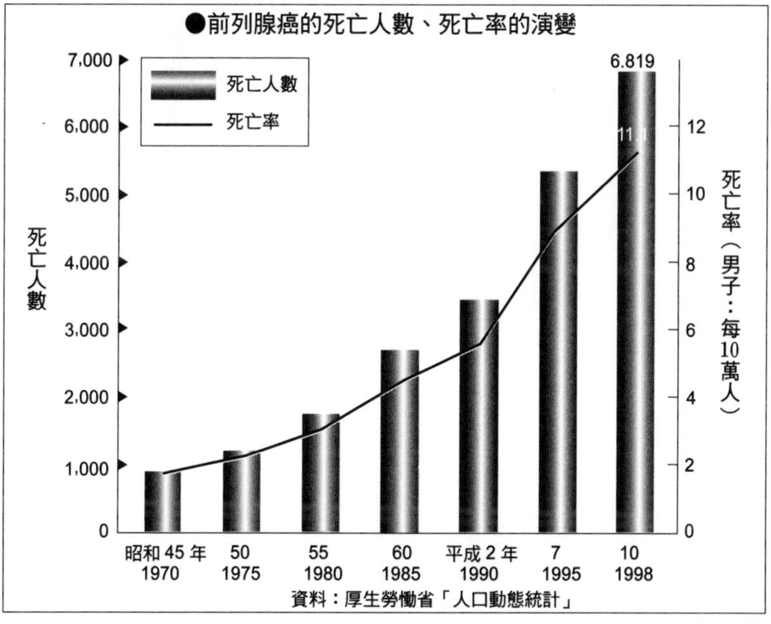

即它是抗氧化物質。

此外，根據研究得知，硒和維他命E一併攝取，可發揮防癌作用，因此要每天食用硒含量豐富的食品。花椰菜、洋蔥、蒜、番茄、芝麻、麥麩，還有鮪魚、鰈魚以及貝類的牡蠣、文蛤等，含有較多的硒。當然，如果能和維他命E含量豐富的食品一併攝取，那就更有效了。

在美國等地，硒和維他命都被當成健康食品來銷售。而在日本，則有推出硒含量豐富的茶等商品。

但是，攝取過多的硒會引起毒性。在美國，規定每天攝取量爲五十～二百微克，而在日本則沒有設定標準，不過最好不要超過二百微克。

37 健康食品 甲殼質殼聚醣

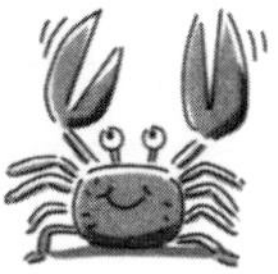

在蟹殼中含量較多，具有抑制癌症的效果

能夠提升免疫力，改善高血壓、膽固醇及中性脂肪

能夠發揮「蟹殼力量」的著名健康食品，就是甲殼質殼聚醣（甲殼素）。一九八六年時只有三個品牌，現在則有超過一百家公司在製造這種商品。之所以會出現這麼多廠商，原因是大家都認爲甲殼質殼聚醣能夠創造健康。

事實上，根據許多報告顯示，癌症、高血壓、膽固醇及中性脂肪等，都可以藉著甲殼質殼聚醣加以改善。日本北海道大學理學部的戶倉清一教授利用小老鼠做實驗，確認甲殼質殼聚醣能夠活化免疫力。

在老鼠的腹腔內投與甲殼質殼聚醣，能夠活化巨噬細胞。

巨噬細胞是一種白血球。當人體形成腫瘤時，白血球中的巨噬細胞和自然殺手細胞（NK細胞）會聯手一起攻擊腫瘤細胞。如果無法處理，巨噬細胞就會向防禦軍殺手T細胞求助。只要巨噬細胞活化，就能夠提升免疫力。

根據日本北海道大學免疫科研究所進行的小老鼠實驗，證明甲殼質殼聚醣具有抑制癌症轉移的作用。換言之，甲殼質殼聚醣的強化免疫力在體內形成良好循環，可以抑制老化、預防疾病。即使生病，由於生物體的規律良好，因此疾病能夠迅速復原。

甲殼質殼聚醣並不只是存在於蟹殼中，最初發現它存在於菇類中。此外，像蝦子、磷蝦等甲殼類，還有獨角仙、金龜子、蝗蟲、蟬等昆蟲類以及花枝的背骨中也含有甲殼質殼聚醣。

事實上，並不是最近才發現甲殼質殼聚醣對身體有良好效用，在世界最古老的藥書《神農本草經》中就已經提到，明蝦

●甲殼質殼聚醣的有效使用方法

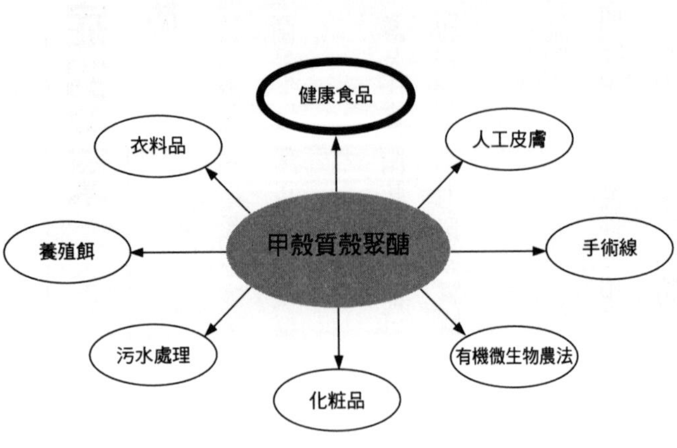

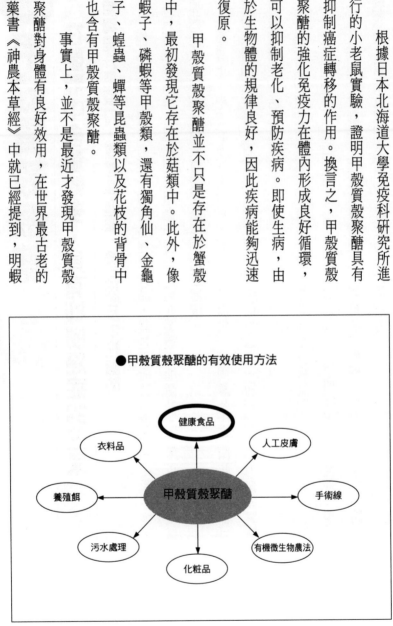

的殼和無花果一起烤來食用能得到藥效。

現代人的生活中很少有機會吃到甲殼質殼聚醣。雖然吃蟹的機會增加，但是不會有人連殼也吃下肚。

不過在家裡可以烤蟹殼，用研缽研碎後，混入芝麻，撒在飯上來吃。

做成辣味蝦時，可以連殼一起吃。一般油炸來吃的櫻蝦，本身就含有很多甲殼質殼聚醣，另外在佃煮中也會使用蝦或磷蝦。

攝取甲殼質殼聚醣，不僅能夠提升免疫力，對於骨骼和牙齒也有幫助，同時能夠享受飲食之樂，或經由自然的飲食或健康食品來攝取。根據醫師的建議，每天早晚於餐前食用二顆，能夠「維持健康」。

38

健康食品

高麗人蔘

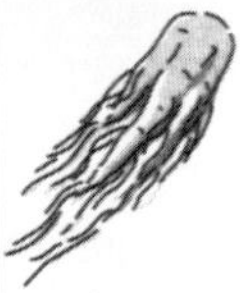

容易進入細胞內的「皀角苷」會殺死癌細胞

「皀角苷」的代謝產物「M1」能夠抑制癌細胞增殖，使其壞死

中國最古老的藥書《神農本草經》，對於高麗人蔘有以下的記載：「主補五臟，安精神，定魂魄，止驚悸……」藥效很多。

超過二千年歷史傳承下來的經驗，告訴我們高麗人蔘具有藥效。一九五〇年代，曾以科學的方式進行成分研究，使我們逐漸了解高麗人蔘對於各種疾病都能發揮效用。

備受注意的是各種皀角苷羣。皀角苷是具有複雜化學構造的配醣體，存在許多植物中，大豆、茶中的含量也很多。但是，高麗人蔘的皀角苷含量爲大豆及茶的十五倍，而且容易進入細胞內，具有強心、強壯作用。

高麗人蔘也具有防止癌症轉移的效果。這是富山醫科藥科大學和漢研究所的濟木育夫教授和「一都生命科學研究所」的研究團隊在和中醫藥學會上提出的報告。

那麼，它又是如何防止癌症的轉移呢？——濟木教授等人注意到「M1」。

攝取高麗人蔘後，大多數人注意到的是，皀角苷藉由腸內乳酸菌等益菌分泌的酵素作用，變化成稱爲「M1」的物質。換言之，「M1」是皀角苷的代謝產物。利用動物做實驗，發現投與「M1」後，癌細胞會產生極大的變化。癌細胞必須經由周圍的細胞吸收營養才能成長，進入血液中，也會到達其他臟器。進入其他臟器後，癌細胞在該處成長，這就是轉移。以人類來說，便是罹患末期癌症。然而，攝取高麗人蔘後，這個轉移現象會大幅度降低。

那麼，高麗人蔘是否具有讓癌細胞壞死的作用呢？——將「M1」直接注入癌細胞中觀察。結果發現不光是能夠抑制癌細胞增殖，也會引起細胞自殺。細胞自殺是一種自動自發的死亡現象，也就是確認癌細胞會死亡。

根據最近的研究發現，高麗人蔘不僅可使癌細胞死亡，防止癌細胞轉移，同時對防止高血壓、糖尿病、老化、消化系統疾病、痴呆、壓力等都有效。雖然目前無法完全了解其構造，但是在濟木教授團隊不斷的努力下，相信今後對於高麗人蔘皀角苷的研究會更進步。

39

健康食品

青汁

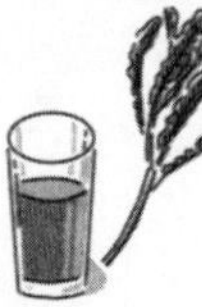

青汁素材羽甘藍的防癌效果很大

富含維他命A、B、C、E及礦物質，是最佳的抗癌食品

青汁是日本最早提倡並實踐「深色青汁運動」的遠藤仁郎博士（已故的前倉敷中央醫院院長）製造出的飲料。從一九四三年開始推廣青汁療法，當時的材料是草或樹葉，後來使用高麗菜、小油菜、青菜等。一九五四年之後，以羽甘藍爲青汁的素材。羽甘藍是高麗菜的原種，營養成分爲深色蔬菜之王。一百公克羽甘藍中的成分含有：蛋白質六公克、鈣二百四十九毫克、鐵二・七毫克、鈉七十五毫克、鉀三百七十八毫克、維他命A一〇〇〇〇IU、維他命B_1〇・一六毫克、維他命B_2〇・二六毫克、維他命C一八六毫克。與胡蘿蔔相比，胡蘿蔔的營養成分中唯有鉀超過羽甘藍。

藉由飲用營養的寶庫羽甘藍青汁，能夠改善肝炎、胃潰瘍、痔瘡、高血壓、動脈硬化、貧血、腦中風、心肌梗塞、糖尿病、肺結核、支氣管氣喘等許多疾病，甚至可以影響許多癌症。

不僅具有制癌效果，更能夠發揮防癌效果。遠藤仁郎博士在遠藤青汁會的會報《健康・青汁》中有以下敘述：「羽甘藍不僅有均衡的營養素，也含有具抗癌作用的維他命A、B、C、E及礦物質，是最優良的抗癌食品。要攝取均衡的營養，一天至少要攝取四百～五百公克，如果要充分發揮抗癌效果，至少要攝取一～一・五公斤以上。爲了有效利用其中的有效成分，要盡量以生吃、充分咀嚼的方式攝取。建議各位以搾青汁的方式來攝取。」

四百～五百公克的羽甘藍，大約可以搾出二杯青汁，但爲了得到抗癌效果，一天要喝四～六杯。

不光是經驗效果，京都大學醫學部泌尿科的吉田修教授，利用老鼠進行產生癌症的實驗，以乾燥粉末青汁加入飼料來餵食老鼠，結果癌症發生率被抑制到極低的程度。不過，關於青汁要注意以下二點：

①有腎臟毛病、鉀排泄不良的人，一旦喝了青汁之後，可能會引起鉀中毒。此外，甲狀腺機能不足時也是如此。

②使用的羽甘藍必須是沒有使用化學肥料或農藥優質、安全的羽甘藍。

40

健康食品

鱉

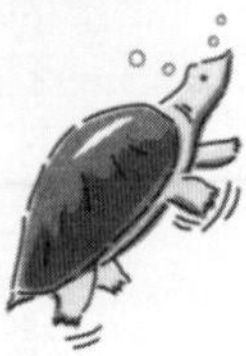

古早時就被視為強壯食品，確認有抗癌作用

含有豐富的礦物質及亞油酸、亞麻酸等必需脂肪酸

被視爲強壯食品的鱉，在日本的彌生時代就已經被人喜愛。

在中國，鱉被用來治療腫瘤。鱉殼是中藥，投與鱉殼或吃鱉料理來治療腫瘤。鱉對人體很好這一點，以往並沒有研究，後來由東京大學藥學部的研究團隊做動物實驗，明白了其中的原因。

在老鼠腹部以皮內注射的方式注入癌細胞，形成固體癌。而在另一羣老鼠的腹腔內注入相同的癌細胞，形成腹水癌。固體癌老鼠羣和腹水癌老鼠羣以體重一公斤投與五百毫克鱉粉末的比例，每天經口投與。一個月後，將二羣老鼠和未給予鱉粉末的老鼠羣相比，結果腹水癌方面並沒有很明顯的差距。

但是，固體癌老鼠羣的腫瘤大小則很明顯，給予鱉粉末的老鼠羣縮小了。沒有給予鱉粉末的老鼠羣固體癌平均直徑爲二十四毫米，而經口給予鱉粉末的老鼠羣其固體癌平均直徑爲十六毫米，事實證明具有抗癌作用。

這時使用的鱉粉末是一整隻鱉做成的，只使用殼做成的粉末也有一些效果，但實際證明能夠發揮抗癌效果的，則是用一整隻鱉做成的粉末。

這個研究結果在日本藥學會上被發表後，備受矚目。不過關於鱉的哪一種成分發揮抗癌作用，目前還不清楚，有待今後的研究。

能夠發揮抗癌作用的鱉，事實上含有高等蛋白質。在人體內無法合成，只能經由食物攝取的必需氨基酸，在鱉中都有，同時含有鈣等豐富的礦物質，以及亞油酸、亞麻酸、二十碳四烯酸等必需脂肪酸。

雖然鱉在營養方面是非常棒的食材，但卻不是經常吃到的高級品。因此，如果爲了維持健康而食用，只好依賴健康食品。

41 健康食品

刺五加

活化免疫系統，去除活性氧

「五加苷E」及木聚醣化合物能夠抑制細胞癌化與老化

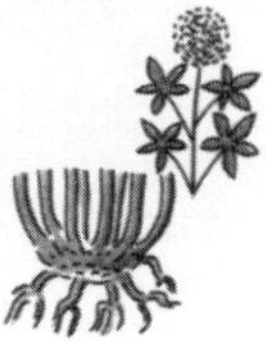

一九九八年日本長野奧運中，日本的撐竿跳選手相當活躍。這些選手服用「刺五加」，因此備受矚目。正確的說法應該是刺五加根萃取劑，能夠增加氧攝取量，集中注意力。另一方面，能減輕壓力，因此會減少疲勞。事實上，「明治生命」的體力醫學研究所進行了以下的研究。

他們讓十六名田徑選手持續三個月飲用中國產的刺五加，調查最大氧攝取量的變化。這些選手的最大氧攝取量增加了十・六％，沒有飲用的選手則只增加四・五％。

若想刷新運動紀錄，刺五加能夠產生很好的作用。這種屬於五加科、高二公尺左右的落葉灌木，是高麗人蔘、田七人蔘的同類，在日本稱爲蝦夷五加，在美國稱爲西伯利亞人蔘，在中國則稱爲刺五加。在二千年前的藥書《神農本草經》以及十六世紀的藥書《本草綱目》中，都給予刺五加最高的評價。

藥理作用方面，能夠增加氧攝取量，具有抗壓力、抗疲勞作用，同時能夠增強性激素，並促進蛋白質合成、抗發炎、使中樞神經興奮、降血壓、降血糖等，應用範圍廣泛。當然，在這裡值得注意的是「活化免疫作用」、「抗腫瘤作用」、「抗氧化作用」。

人體的細胞每天會持續分裂，每一億個細胞中會出現一個變形的癌細胞。原則上幾天內就會產生一個癌細胞，之所以未立刻癌化，是因為人類的白血球發揮作用。白血球中的巨噬細胞及NK細胞一起攻擊癌細胞，在無法處理時，會由巨噬細胞向殺手T細胞求助。這就是免疫系統，而刺五加可以活化免疫系統。

此外，也具有去除破壞細胞之活性氧的抗氧化作用。刺五加的特殊成分五加苷、木聚醣化合物、綠原酸能夠去除活性氧，因此可以抑制癌化、老化。刺五加製品是焦油狀百分之百的萃取劑，做成稀釋物或錠劑、顆粒等，因此要選擇含有率較高的製品。

42

健康食品

蜂膠

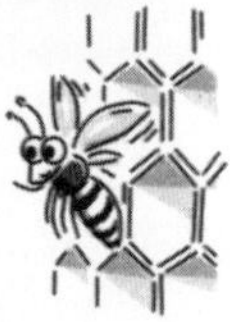

蜜蜂的唾液和樹液混合物，可以抑制癌細胞增殖

提高免疫機能，廣泛提升人體的免疫力

蜂膠的研究自從一九九一年在「日本癌症學會」中發表之後，就成爲研究發表的常客，研究報告包括「蜂膠中所含的殺癌細胞物質」、「蜂膠的抗腫瘤作用」等。日本免疫療法研究所理事長，已故的醫學博士淺見巴仁，以及杏林大學醫學部第一外科團隊共同發表「新規BRM．蜂膠的抗腫瘤作用」，特別受到注意。

他們用小老鼠做實驗，將移植腫瘤的六十隻老鼠分爲二組。一組給予混入蜂膠的飼料，另一組則給予普通的飼料。到了第二十一天，給予普通飼料的老鼠全都死亡，而混入蜂膠飼料的老鼠則全都存活，很明顯的證明蜂膠有抗癌作用。當然，後來的研究也持續得出各種結果。

「進行蜂膠對於免疫細胞，尤其是增加NK細胞或白血球的相關研究，發現蜂膠能夠提高免疫機能，抑制癌細胞增殖，具有相當顯著的BRM（生物體應答調節物質）作用。」

（淺見博士）

BRM不光是免疫系統，也是廣泛涵蓋生物反應的概念，可提升人體的抵抗力。

蜂膠因爲抗癌作用而受人歡迎，其希臘文是「防止敵人侵入城堡」的意思。那是蜜蜂收集草木的樹液，再加上蜜蜂的唾液等分泌物混合而成的物質。蜜蜂將其塗抹在蜂巢入口或內部，藉此發揮殺菌作用，保護蜂羣，避免雜菌侵襲。

但要小心，市面上也出現一些粗製濫造的蜂膠製品。

「據說巴西產的很好，但還是有一些假貨。到底哪一種比較好呢？既然蜜蜂收集的草木樹液非常好，那麼草木本身應該就是中藥了。」

已故的淺見博士持續研究的產品是「Santapron」，據說許多乳癌、子宮癌、肺癌、前列腺癌、肝癌等末期癌症患者使用後皆有改善。

「如果基於預防的目的，使用口服液比較方便，一天喝一瓶即可。」

螺旋藻

地球最古老的藻類，能對癌症發揮威力

注意黃色素「玉米黃素」的制癌作用

螺旋藻是一種藻類，也是地球上最古老的生物。這種螺旋狀的浮游性微細藻類，因爲有螺旋的意思，所以用拉丁文將其命名爲螺旋藻。三十億年前就生長於墨西哥、非洲等鹽湖地帶，被當成食品來利用，因爲含有β—胡蘿蔔素、維他命B羣、E等維他命類，以及蛋白質和鉀、鐵、磷等均衡的礦物質。

螺旋藻的成分中，最值得注意的是黃色素「玉米黃素」，這是京都府立醫科大學西野輔翼教授的研究成果。對於容易產生肝癌的鼷鼠，十四隻不給予玉米黃素，另外十二隻則給予含有○・○○五%玉米黃素的飲水，持續四十週。結果，沒有給予玉米黃素的十四隻，有五隻罹患肝癌，而給予玉米黃素的十二隻中只有一隻罹患肝癌。另外，以使用化學物質製造出肺癌或皮膚癌的小老鼠做同樣的實驗，結果也確認具有制癌作用。

玉米中含有玉米黃素，但螺旋藻中的含量爲玉米的一千倍。另外，螺旋藻還含有一種

驚人的成分，那就是糖與硫酸結合而成的「硫酸化多醣」。

這是富山醫藥大學和中藥研究所的濟木育夫教授注意到的問題。教授等人發現皮膚癌容易轉移到肺，因此進行是否能夠抑制癌症轉移的研究。首先在小老鼠的血管注入皮膚癌因子之一的黑素細胞，二週後轉移成為肺癌。然後，再對注入黑素細胞的小老鼠投與硫酸化多醣，量越多轉移到肺的癌細胞就越少。換言之，硫酸化多醣能夠抑制癌症轉移。

螺旋藻的二種成分中，玉米黃素能夠抑制癌症發生，而硫酸化多醣能夠抑制癌症轉移。以往的研究報告都是使用小老鼠做實驗，關於以人類為對象進行的臨床實驗，許多例子都顯示並沒有出現如動物實驗般的效果，不過對此還是抱持強烈的期待。

很多報告顯示，螺旋藻能夠保護身體免於抗癌劑副作用的傷害。關於其是否具有抑制膽固醇、血糖值的作用，目前還在研究中。

無疑的，這是令人樂觀其成的健康輔助食品。

44

健康食品

維他命Ｅ

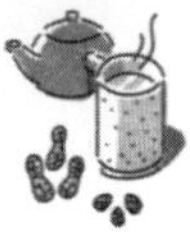

抑制致癌性物質亞硝基胺

抑制在骨、軟骨、乳腺、皮膚、大腸等處生成的癌症

目前得到化學家大力支持的，就是「防癌要使用維他命Ｅ」觀點。會注意到維他命Ｅ，是因爲它具有預防心臟病的威力。在研究維他命Ｃ具有抑制致癌物質亞硝基胺的效果時，也開始注意到了維他命Ｅ。

亞硝基胺並不是特別的化學物質，而是食物中所含「亞硝酸鹽」和「胺類」混合製造出來的物質。像麵包粉或黃豆粉中含有的亞硝酸鹽，以及防癌蔬菜中含量較多的硝酸鹽，藉由呼吸變成亞硝酸鹽。胺類則是蛋白質的成分，像魚貝類或醫藥品等，是很自然就會吃進嘴裡的物質。亞硝酸鹽和胺類單獨存在時，不具致癌性，但遇到像胃酸這種強酸性物質時，就會變成致癌性物質亞硝基胺。

維他命Ｅ具有阻止亞硝基胺生存的作用。根據一九七七年以老鼠做實驗的報告顯示，維他命Ｅ能夠抑制癌症發生，並且確認對於骨、軟骨、乳腺、皮膚、大腸、口腔、咽頭、膀胱等的癌症都有效。

近來維他命E被視爲「青春的維他命」而受到歡迎，因爲它具有抗氧化作用，能夠保持細胞年輕，防止老化。當然，這也和防癌有關。美國方面認爲要使它產生防癌效果，目標攝取量應該爲「一天三十毫克」，而日本建議「十毫克」。

日本平常的飲食生活大約能攝取到八毫克，所以十毫克是很容易達到的目標值。但是考慮到飲食生活歐美化，則應該以美國的三十毫克爲目標。尤其吸菸、喝酒、喜歡吃速食、零嘴、乾貨和燻製品的人，還有住在嚴重空氣污染地區的人，由於體內嚴重氧化，更要多攝取維他命E。

維他命E含量豐富的食品包括烤茶、葵花油、杏仁、抹茶、小麥胚芽、鮟鱇魚肝臟、松子、花生、美乃滋、橄欖油、乾青魚子、蒲燒鰻、柳葉魚、烤海苔、青魚、秋刀魚、菠菜等。如果以維他命丸的方式攝取，最好服用綜合維他命，因爲維他命C對於維他命E的還原能夠發揮很好的作用。

45

健康食品

維他命C

避免製造致癌物質且加以解毒

充分攝取維他命C，使肝臟代謝順暢，就能保護身體

「大量攝取維他命C對於預防感冒有效哦！」這是一九七〇年代美國的萊斯・普林格博士提出的建議，還掀起一陣維他命C旋風。得到諾貝爾化學獎及和平獎兩個獎項的「現代化學之父」萊斯・普林格博士，建議大家多攝取維他命C。

如果只是要預防及治療感冒，則不必刻意提到維他命C。普林格博士當時認爲，「維他命C具有防癌效果」。經由後來的研究，也確認維他命C能夠防癌。

維他命C的防癌作用構造如何呢？

①防止致癌性物質亞硝基胺生成。

②解毒其他的致癌性物質。

③抗氧化作用。

以上三點能夠發揮防癌作用。

①的例子，亞硝基胺是致癌物質，由胺類和亞硝酸鹽化合而成。胺類是在蛋白質分解的過程中形成的，在肉和魚中含量較多。硝酸鹽在蔬菜中含量較多，如果做成醃漬菜，醃漬菜的細菌會使其變成亞硝酸鹽。像火腿或香腸等有添加物的食品，便含有亞硝酸鈉，如果混在一起吃，胺類和亞硝酸鹽會合而爲一，形成強力的致癌物質亞硝基胺，這時就會產生致癌性。但如果和維他命C一併攝取，維他命C就能夠阻止亞硝基胺生成。

②的情況則是維他命C與肝臟的藥物代謝有關，使得其他致癌物質能夠順暢的排出體外。

③的情況是能夠對抗破壞細胞的活性

●維他命 C 含量較多的食品

（可食部 100g 中）

※根據五訂食品成分表

西印度櫻桃	1700mg	蕪菁	82mg
芭藥	220	花菜	81
番茄椒	200	青椒	76
紅椒	170	胡瓜	76
高麗菜芯	160	辣根	73
柚子	150	柿子	70
薺菜	130	奇異果	69
綠色花椰菜	120	箭生菜	66
荷蘭芹	120	皇宮菜	65
香蕉	110	通草	65
酸橘	110	草莓	62
檸檬	100	臍橙	60

氧，防止DNA受損傷，也就是能夠防癌。

維他命C一天的需要量爲五十毫克，不過普林格博士建議，爲了防癌，一天應該攝取一千～一萬毫克，爲需求量的二十～二百倍。所幸維他命C爲水溶性，即使身體攝取過多，多餘的量也會隨著尿一起排出體外，所以不必擔心副作用的問題。

維他命C含量較多的物質是蔬菜和水果，但是吃太多水果，糖分會攝取過多，變得容易發胖。而蔬菜用燙或炒，能夠減少體積而大量食用。

不過，從食物攝取還是會受到限制，所以應該巧妙的活用維他命C丸。尤其是年長者、吸菸者、壓力過剩者，要攝取更多的維他命C。

吸菸者抽一根菸，會消耗二十五毫克維他命C。壓力大也會破壞維他命C。老人因爲免疫力降低，需要維他命C的活力，所以會消耗掉較多的維他命C。

此外，近年來戴奧辛污染成爲嚴重的環境問題。充分攝取維他命C，使得肝臟的藥物代謝功能順暢，就能夠保護身體，所以一定要大量的攝取維他命C。

46 美露仙壽

喝了就能夠提升免疫力，抑制癌細胞增殖
在德國國際免疫學會受到矚目，能提升免疫力的漢方飲料

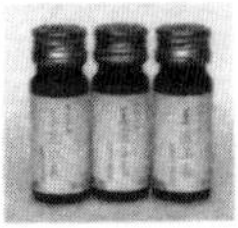

在日本宮崎縣立醫院診斷為「原發性膽汁性肝硬化」、被判定罹患不治之症的川上女士（四十九歲）說道：「無法起床，同時還發現甲狀腺癌。後來發現這種健康飲料，開始飲用。原本打算動手術去除甲狀腺癌，在決定動手術的幾天前又做了一次檢查，再度確認。結果，原本直徑二．三公分的癌縮小為八毫米，醫師說要觀察情況。又經過二週，縮小為五毫米。」這就是川上女士喝了美露仙壽造成的好結果。不光是甲狀腺癌，根據報告顯示，對於肝癌、肺癌、胃癌、大腸癌、乳癌等都有效。

美露仙壽是由美國伊利諾州立大學與北京醫科大學共同研發出來，由日本的研究團隊以此為基礎，加以改良完成的健康飲料。一九八九年七月，在德國舉辦的國際免疫學會中發表，深受世界免疫學家矚目。

報告中所描述的研究內容如下。將美露仙壽給二組患者飲用：一組為平均年齡五十四歲的高齡組，另一組為平均年齡二十歲的青年組，各為二十人。一天三瓶（一瓶

十毫克），連續飲用三週。調查其淋巴球之一，亦即成為免疫主角的T細胞，比較飲用前後的差別。

飲用前，高齡組的T細胞為三十六．一，青年組為五十三．六五，高齡組的T細胞數是青年組的六十七%。飲用後，高齡組的T細胞數增加為五十七．一七，青年組則增加更多。而讓I－L－二（細胞殺菌素2）T細胞增殖的細胞活性因子，也從〇．三七遽增為八．一四。人類的免疫力在二十歲左右最強大，喝了這種健康飲料之後，能夠重現有效的免疫力。九段診所的阿部博幸院長（杏林大學醫學部客座教授）給予美露仙壽的評價是：「美露仙壽可以提高免疫力，因此不容易得癌症。即使得了癌症，也能夠有效的抑制癌細胞增殖。」

美露仙壽是由枸杞子、山楂、菊花、余甘子、棗子、靈芝、薏米等天然植物浸出的萃取劑以及礦物質一起製造而成，這些成分加起來就可以創造出神奇的「綜合效果」。

第3章
不輸給癌症的身體鍛鍊法

47

鍛鍊法

捏腳擊退術

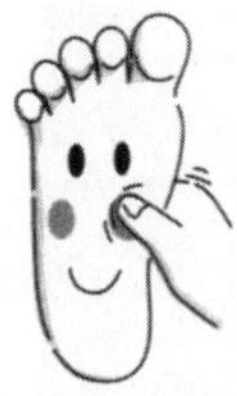

按摩腳底使細胞活動順暢

刺激腳底使血液循環正常，提高自癒力，就能夠防癌

研究、實踐腳底按摩的若石健康法，其創始者是瑞士人約瑟夫・奧格斯塔神父，台灣稱他爲吳若石吳神父。他利用腳底按摩治好自己的膝關節風濕，因而開始推廣這個療法。融合現代醫學和中國傳統醫學，使用科學器具，累積許多臨床實驗、經驗，定出腳底的身體器官反射區，實際證明與問題（疾病）的關係。

這個健康法的好處是：「大家都可以輕易進行，沒有副作用，非常安全，而且效果迅速，自己就可以辦到。」這是國際若石健康研究會日本分會佐藤壽恭技術顧問的說法。

實行這個健康法，能夠活化細胞，促進血液循環，平衡荷爾蒙，使得內臟器官機能恢復正常，如此一來，就能夠提高自然的治癒力，解決許多問題。

「這個健康法最棒的一點，就是能夠預防許多問題——換言之，能夠維持並增進健康。此外，也可以預防各種癌症。」

以下就來實踐若石健康法吧！但請注意，捏腳的方式有一定的順序。

首先從左腳腳底開始揉捏。依序慢慢的往上揉捏基本區的腎臟、輸尿管、膀胱、尿道的反射區，然後揉捏從腳趾到整個腳底的部分。其次是腳側面的內、外、腳背、膝內側、膝蓋、膝上，一直往上捏到大腿。之後再一次慢慢的揉捏基本區域，結束這個腳底按摩。

「若石健康法將強化基本區域的器官視爲最重要的一點。」

因爲有家人死於胃癌而關心胃癌的人，可以多花點時間充分揉捏胃腸、淋巴瘤、胸椎的反射區。胃的反射區在腳心部位，腸的反射區在腳底中央到靠近腳跟部位。此外，在腳底畫一條橫線，分爲兩半時，從畫線的一邊到腳跟的中央爲止，是腸的反射區。淋巴腺的反射區則是在內外腳踝的前面，及腳背第一腳趾和第二腳趾之間到腳背中央附近。胸椎的反射區在腳內側腳心骨的正下方。揉捏時要慢慢的深沈吐氣，如果揉捏到感覺疼痛卻又覺得舒服，便可加強效果，但一定要遵守以下事項：

★飯後一小時內不可以揉捏。★生理期、懷孕時不可以進行。★不可以過度壓迫腳骨部分。★在開始和結束時一定要揉捏基本區域。★結束後的三十分鐘內要喝五百c.c.的白開水。★兩腳從腳底到膝上十公分處揉捏三十分鐘，若沒有時間，揉捏十五分鐘也可以。

若石健康法－反射區圖表

＊反射區共有 64 處，除了腳底以外，在腳背、腳的內外側也有。

右腳底　　　　　　　　左腳底

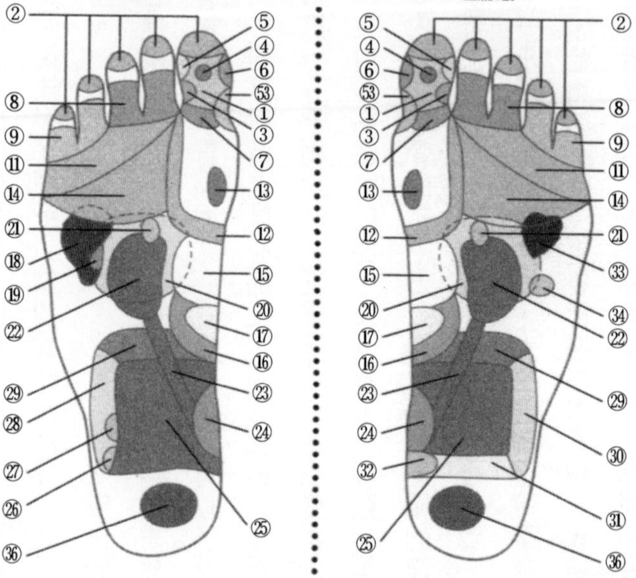

右腳底

①大腦的左半球
②額竇
③小腦・腦幹
④腦下垂體
⑤三叉神經
⑥鼻
⑦頸部（脖子）
⑧左眼
⑨左耳
⑪右邊的斜方肌（右頸與右肩）
⑫甲狀腺
⑬副甲狀腺
⑭右肺與支氣管
⑮胃
⑯十二指腸
⑰胰臟
⑱肝臟
⑲膽囊
⑳腹腔神經叢（消化器官）
㉑右腎上腺
㉒右腎臟
㉓右輸尿管
㉔膀胱
㉕小腸
㉖盲腸（闌尾）
㉗回盲瓣
㉘升結腸
㉙橫結腸
㊱右邊的生殖腺（卵巢・睪丸）
53頸椎

左腳底

①大腦的右半球
②額竇
③小腦・腦幹
④下垂體
⑤三叉神經
⑥鼻
⑦頸部到脖子
⑧右眼
⑨右耳
⑪左邊的斜方肌（左頸與左肩）
⑫甲狀腺
⑬副甲狀腺
⑭左肺與支氣管
⑮胃
⑯十二指腸
⑰胰臟
⑳腹腔神經叢（消化器官）
㉑左腎上腺
㉒左腎臟
㉓左輸尿管
㉔膀胱
㉕小腸
㉙橫結腸
㉚降結腸
㉛直腸
㉜肛門
㉝心臟
㉞脾臟
㊱左邊的生殖腺（卵巢・睪丸）
53頸椎

48 鍛鍊法

盡量笑

大笑可破壞癌細胞，活化ＮＫ細胞

笑可以增強對付癌症的抵抗力，光是笑臉迎人就能奏效

俗話說，「笑門福自來」。在充滿歡笑的家庭中，感覺幸福洋溢。事實上，笑與癌症的預防及治療有極大的關係，能夠帶來幸福。開發、實踐生存意義療法的柴田醫院難治疾病研究部伊丹仁朗醫師，曾和七名與疾病搏鬥的患者一起攀登勃朗峰，他說明了「笑與癌症」的關係。

「我觀察人在笑的樣子，不光是心理方面，連生理機能方面也會產生好的影響……因此試著做實驗。」

挑選二十歲到六十二歲的男女十九人，請他們看三小時的喜劇表演。在觀賞前和觀賞後抽血，調查與壓力和免疫機能相關項目的變化。結果發現，能夠直接攻擊癌細胞、加以破壞的淋巴球ＮＫ（自然殺手）細胞展現了極大的活性。

「ＮＫ活性較低或在正常值範圍內的人，笑三個小時後，活性會上升。換言之，笑能

夠增強對付癌症的抵抗力。」

同時，輔助系統的「油門與煞車」的強度比率，亦即輔助T細胞和抑制T細胞的「CT四／八比」原本就太低的人，在觀賞喜劇後，能夠回到正常值的範圍內。一旦數值降低，就會減弱對付癌症的抵抗力；數值太高，則可能引起風濕等與自體免疫疾病有關的免疫異常症狀。

「笑不僅有助於癌症的預防與治療，對於自體免疫疾病的治療也有效。」

事實上，日本醫科大學的吉野槙一教授等人讓多發性風濕患者聽笑話，在經過一番大笑之後，發現他們的免疫指標恢復正常，同時改善關節痛等症狀。

後來藉由與癌症搏鬥患者的幫助，進行

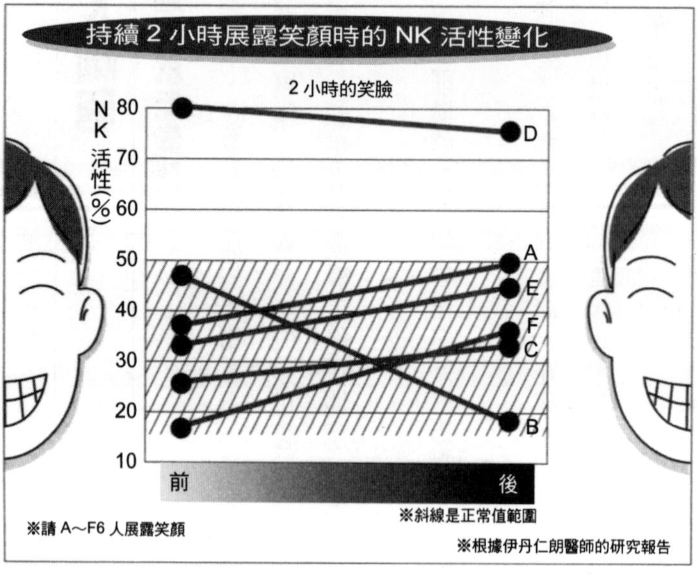

笑與癌症的研究，結果也是相同。

這些研究的發表得到六名志工協助，每個人待在個人房，連續二小時展露笑容。在做表情的前後抽血，測試免疫力，關於NK活性方面，可證明其有效性。

「只是展露笑臉，就能夠使免疫力較低的情形獲得改善。換言之，能夠提升免疫力，就能夠展現治療及預防的效果。」（伊丹醫師）

笑能夠使身體的免疫力回到正常値範圍，眞是太划算了。因此，伊丹醫師將笑導入癌症與難治疾病患者定期舉辦的學習會中。

自己所說的笑話能夠讓周圍的人展露笑顏，對別人有幫助，當然就會感覺到生存的意義。藉此能夠巧妙的處理疾病的痛苦與不安，同時具有提升心理建設及增強生存欲望的效果。

「笑門福自來」、「笑是人生的藥」所言不虛。笑對健康很好，爲了防癌，請盡量開懷的笑。

49
鍛鍊法

心理療法

使身體、行動、思考保持在最放鬆的狀態

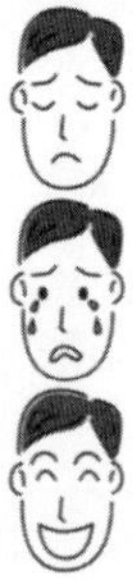

感情的宣洩也可能恢復生物體機能

心理學家、倫敦大學榮譽教授艾占克將人類分爲四種性格，以及高壓力羣和低壓力羣，持續十年追踪調查哪一型的人容易得癌症。結果，癌症死亡率較高的是A型，也就是「無法和重要的人和睦相處，在工作上遭遇失敗時，絕望感或無力感就會升高的類型」。如果是A型，同時又屬於是壓力較高的人，那麼死亡率就更高了。

艾占克博士進行能夠證明其因果關係的研究。對於擁有A型性格的五十歲男女各五十人，總計一百人，半數實施三十小時的心理療法，十三年後調查癌症死亡率。結果，因爲癌症死亡的二十五人中，包括實施心理療法組二人、未實施組二十三人；因爲其他原因死亡的二十人中，包括心理療法組五人、未實施組十五人；而仍然活著的五十五人中，包括心理療法組四十三人、未實施組十二人。

這項研究清楚的證明心理療法可以防癌，而且證明A型個性和癌症有因果關係。B型

的想法和A型相同，但是受到打擊後的表現不同，會對於打擊自己的對手採取攻擊。C型則同時具有A型與B型的特徵，有時絕望，有時具有攻擊性。前面說過，A型的人容易得癌症，相反的，較不容易生病的則是D型「人格自律型」。肯定自己重視的人的自律性，同時也重視自己的自律性。

A型只要藉著心理療法接近D型，就可以防癌。心理療法是讓自己訴說對於以往人生中所發生事情的想法，同時訴說對於每個想法的看法或見解。客觀的凝視自我，就容易找到消除壓力的方法或不再承受壓力的想法。同時爲了放鬆身體，也會導入自律訓練法或呼吸法。

藉由心理療法，可以從身體的狀況、行動、思考等三個觀點，將人導入最放鬆的狀態，可以提高生物體機能而防癌，包括子宮癌、乳癌、皮膚癌、肺癌等所有部位的癌症。

50 鍛鍊法

針灸治療

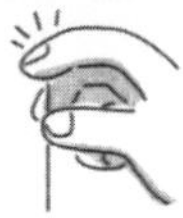

每個月進行一次針灸治療可以活化細胞

利用針灸治療提升免疫機能，緩和神經緊張

美國健康研究中心（ＮＩＨ）肯定針灸治療的效力，並且發表支持的報告。因此，針灸治療在美國備受矚目。

值得注意的是，針灸對於癌症治療的化學療法、手術麻醉及牙科治療後的疼痛具有抑制效果，同時能夠抑制懷孕時的孕吐，而且沒有副作用。

西方醫學史上這個劃時代的判斷，令將西方醫學與針灸結合的蔡篤俊院長甚感欣慰。事實上，在日本對於牙科的無痛治療已經使用針灸。蔡院長強調：「效果不只如此，對於狹心症、心肌梗塞、胰臟癌、膽管癌、肝癌、肺癌、糖尿病、頭痛、過敏性鼻炎、頭暈、腰痛、生理痛、肩膀痠痛、消除疲勞等症狀特別有效，不勝枚舉。」

曾有罹患胰臟癌的男性患者（六十歲）到蔡院長這裡接受針灸治療，醫師宣布「壽命只剩三個月」。因爲是末期癌症，不能動手術。患者一週接受三次針灸治療，一個月後從疼痛中解放出來。經過半年，便可以出國旅行、泡溫泉，蔡院長說「狀況非常好」。院長進行的針灸是以西方醫學的神經解剖學爲基礎，徹底檢證三百六十個到二千個穴道，然後將焦點對準十幾個穴道。他知道，所有疾病的根源幾乎都在背部。

「第三到第七胸椎的周圍，容易出現胃、十二指腸、肝、膽、胰臟的病變，第七～十二胸椎之間，容易出現肝、肺、腎的病變。以背部爲主進行針灸，可以抑制七十%的病變。」

針灸的部位，是濃縮了形成粒子的蛋白質或脂肪體的部分。依狀態不同，要調整捅針程度，然後在針的根部燃燒艾草，進行灸治。燃燒的部分爲七百度，但是傳達到身體的部分則只有四十二～四十三度。這樣才能提升免疫機能，緩和神經緊張，活化細胞，使疾病復原。

換言之，可以活化細胞，同時去除神經失調。

「身體有不適的人，一週治療三次，就能夠復原，維持健康。想要擁有不容易罹患癌症的身體，一個月只要接受一次治療即可。」

51 鍛鍊法

音樂療法

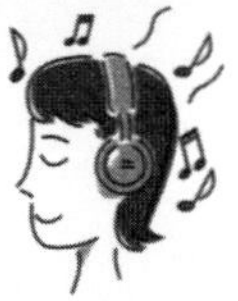

調整因為壓力而混亂的自律神經，具有防癌效果

情緒低落時聽慢節奏的歌，焦躁時聽搖滾樂較有效

「被醫師放棄的末期癌症患者，心裡充滿恐懼與不安。此時能夠切斷惡性循環、重新燃起生存希望的最好東西，就是音樂。」這是利用音樂療法等指導癌症治療的QOL全面健康水平諮詢室負責人渡邊茂夫先生的觀點。「音樂療法」的效果是：「藉由音樂激發人類原本具有的自然治癒力，和癌症好好相處，停止癌細胞增殖，使癌腫瘤縮小。」

調整因爲壓力而混亂的自律神經的平衡，提升自然治癒力的是「1／f波動」（音樂用語）。波動是指含有波動性的不規則變化。1／f波動讓人覺得舒服，就好像微風或潺潺的流水一般，而音樂也是一樣的。

有效的音樂療法課程，可以分爲第一階段（導入）、第二階段（調整）、第三階段（導出），配合各人的精神狀態來改變聆聽的音樂。

「情緒低落時，要聽慢節奏的曲調。對於沈浸在悲傷中的人，鼓勵他振作點，反而會使他的情緒更加低落。這就是所謂『同質原理』。」

焦躁時，可以聽節奏分明的搖滾樂或探戈等曲子。缺乏幹勁時，則可以聽慢節奏的短調曲子。導入階段聽三～六分鐘，調整階段聽十分鐘。

「等到能夠接受音樂療法的狀態時，爲了保持心理的平衡狀態，則要聽能夠使內心平靜的音樂。」

進入導出階段時，請聽十分鐘具有能夠讓你回到現實的標準節拍的音樂。

「結束之後，情緒就能夠安定。導入、調整、導出這三個階段，分別以三～六分鐘、十分鐘、十分鐘的時間一天聽一次音樂，則不光是治療癌症，也可以創造出不容易罹患癌症的體質。」

例如壓力太大而焦躁時，如果要聽古典音樂，可以聽：①蕭邦《第五號夜曲》、②柴可夫斯基《船歌》、③蕭松《詩曲》、④聖桑《白鳥》、⑤海頓《交響曲》、⑥布拉姆斯《弦樂六重奏第一號第二樂章》、⑦布拉姆斯《弦樂六重奏第一號第四樂章》。雖然持續聽愛聽的音樂很好，但是對癌症的治療而言，這畢竟是對症療法，而非根治療法。

52

鍛鍊法

睡眠

充足的睡眠能促進新陳代謝，強化免疫力

晚上十二點以前就寢，能夠得到高品質的睡眠

在壓力過大、不規律生活慢性化的現代，因爲失眠而煩惱的人持續增加，二十～六十幾歲的男女每四人之中就有一人失眠。

對人類而言，呼吸、飲食和睡眠非常重要。爲了消除壓力而就醫時，心理醫師會說：「暫時拋開所有的事情，先有足夠的睡眠再說吧！」

事實上，人躺下來睡覺時，會進行對細胞而言最重要的「新陳代謝」，並進行造血作用，肝臟、腎臟也要在睡眠中才能補充力量。

這樣就能夠強化免疫力。

人類能否擊潰癌細胞，和「免疫力的強度」有關，所以絕對不能忽略睡眠。想要擁有良好的睡眠品質，則應該採取「灰姑娘睡眠」的方式。也就是在晚上十二點以前上床睡覺，才能得到高品質的睡眠。

睡眠包括深眠的「速波睡眠」和淺眠的「慢波睡眠」，兩者交互出現。一個週期爲一個半小時左右，會進行四～六次，亦即大約六～九小時。雖然其間差了三小時，但是只要能得到優質的睡眠，時間短也無妨，但至少也要睡六小時。無法入睡的人，只要實行以下七點，就能夠順利入睡。

①花較長的時間泡溫水澡，讓身體充分放鬆。

②利用冥想、自我暗示法、腹式呼吸法等，躺在床上進行自我放鬆法，就可以得到優質的睡眠。

③平常要攝取充分的維他命B_{12}、葉酸。美國健康研究中心的研究報告指出，維他命B_{12}能夠促進安眠，一九八三年就已經證明了這一點；葉酸也具有相同的作用。維他命B_{12}含量較多的食品，包括乳酪、蛋、肝臟、牛肉、豬肉、海鮮類、納豆、味噌等；葉酸含量較多的食品，則是菠菜、胡蘿蔔、南瓜、杏仁、酪梨、肝臟、牛奶、豆類、蛋黃等。

④平常要充分攝取鈣、鎂。鈣具有鎮定效果，鎂則能夠放鬆緊張。富含鈣的食品包括牛奶、乳製品、豆類、沙丁魚等。而富含鎂的食品則是海帶芽、海帶、芝麻、納豆、菠菜、蛤仔、文蛤等。

⑤白天和傍晚要做適度的運動。很多精神科醫師都指出，有失眠煩惱的人通常不運

動。在白天和傍晚進行不會感覺疲勞的運動，能夠產生效果。而清晨或夜晚的運動，對睡眠並不會造成太大的影響。一天只要散步一次就夠了。

⑥傍晚以後不要攝取含有咖啡因的食品。咖啡因的效果會持續一陣子，所以傍晚以後要少喝咖啡、紅茶、茶等。但是不可以減少水分的攝取量，要多喝礦泉水。

⑦「頭腦空白的躺在床上」、「枕邊放置具有鎮定效果的香氣物品」等，也具有誘導入睡的效果。

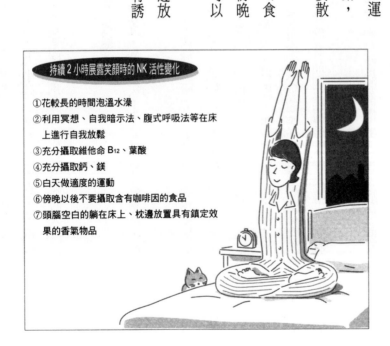

持續 2 小時展露笑顏時的 NK 活性變化

①花較長的時間泡溫水澡
②利用冥想、自我暗示法、腹式呼吸法等在床上進行自我放鬆
③充分攝取維他命 B_{12}、葉酸
④充分攝取鈣、鎂
⑤白天做適度的運動
⑥傍晚以後不要攝取含有咖啡因的食品
⑦頭腦空白的躺在床上、枕邊放置具有鎮定效果的香氣物品

53 鍛鍊法

想像療法

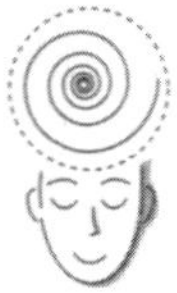

浮現好的想像，提升NK細胞的功能

在放鬆的狀態下緩和壓力，增強氣力和慾望

運動界有「想像訓練」的做法，並且締造佳績。坐在椅子上，閉上眼睛，花十五分鐘想像自己很棒的演出，這樣就能夠提升能力。

將這個方法帶入疾病治療的是美國醫師卡爾・塞蒙敦博士。他在一九七一年將這個方法導入正在接受癌症治療的患者身上，結果，情況大幅改善，因此認同這個方法。美國許多醫師都將之當成治療癌症的方法。

在日本，也有很多專科醫師引入這種方法，因爲提倡「生存意義療法」而著名的柴田醫院難治疾病研究部的伊丹仁朗醫師也是其中一人。

「正在與癌症搏鬥的人比一般社會人士承受更多壓力。癌症患者控制壓力，對於提高治療效果而言非常重要。在我的生存意義療法中，想像療法佔有重要的地位。」（伊丹醫師）

不光是來自外國的研究報告，伊丹醫師自己所進行的研究結果，也是支持他採用這個療法的重要因素。他對於接受想像療法前後的免疫機能變化進行比較。實驗是讓十名義工悠閒的坐在房間椅子上，聽著「熱帶魚的想像」引導錄音帶，進行十五分鐘的訓練。休息十五分鐘後，再進行十五分鐘的想像療法。在進行想像療法的前後抽血，觀察免疫力強度（自然殺手細胞活性）的變化。

「接受想像療法後，幾乎所有的人殺手細胞都變強了。」

原本殺手細胞活性在正常範圍以下的六人，其中五人上升到正常範圍內，只有一人仍在正常範圍以下，亦即上升的比例相當高。而在正常範圍內的二人，其中一人維持原狀，

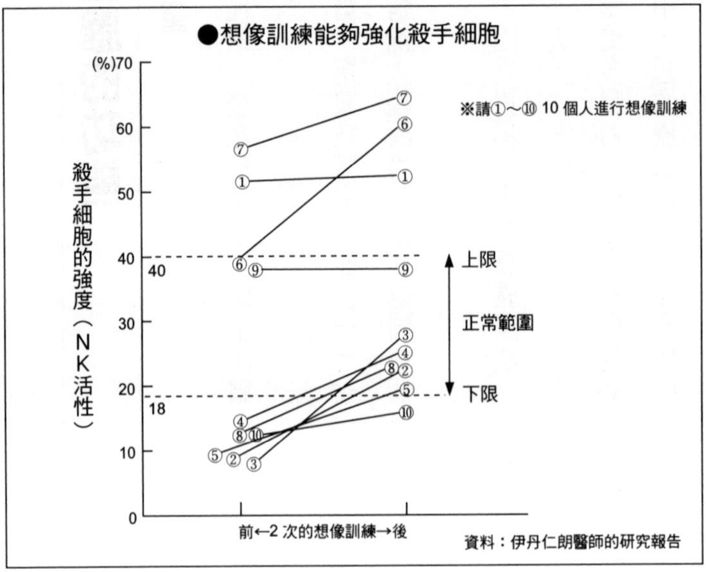

另一人則大大的超出正常範圍。另外，原本就比較高的二人，在接受想像療法後，殺手細胞仍然維持的強度。換言之，十人中有八人的免疫力提升，二人維持原狀。

伊丹醫師所開發想像療法的錄音帶有四卷，包括：

①「熱帶魚的想像」克服疾病訓練。

②「孫悟空的想像」克服疾病訓練。

③「潺潺溪流的想像」緩和疼痛或症狀的訓練。

④「內心出主意者的想像」找出解決問題方法的訓練。

當然，這對患者而言是一種治療方法，同時可以預防癌症。

「進行想像療法，可以藉著放鬆狀態得到休息，緩和壓力，能夠爲活力、慾望充電，也能夠提升積極應付困難的能力，得到雙重效果。」

雖然運動很好，但是很多人卻無法持之以恆，因此，能夠持續進行是最重要的。做運動時，要聽從教練的指導，而想像療法可以自己隨心所欲的進行。如果想要得到更好的效果，也可以接受專科醫師的指導。

54 鍛鍊法

坐禪

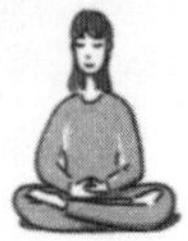

期待可以提升自然治癒力和免疫力

使情緒穩定，擊潰癌症的宿敵「壓力」

「不知道坐禪的眞義，但是的確能夠從壓力中解放出來。」這是成願寺（東京・中野區）坐禪會師家代表岡本道雄師先生說過的話。曹洞宗的開山祖道元禪師便藉著「普勸坐禪儀」闡述坐禪的方法。

「只管打坐——這是道元禪師的名言。只管打坐，是說只要專心一意的坐禪就好了。這就是一種修行。而坐禪的基本原則是：①調身、②調息、③調心。」

①調身是指調整身體，維持正確的坐相。

坐禪的方法是，右腳置於左大腿上，左腳置於右大腿上的「結跏趺坐」，另有光是左腳置於右大腿上的「半跏趺坐」。手則結「法界定印」。左手置於右手手掌上交疊，雙手拇指自然併攏，挺直背肌，放鬆肩膀的力量，眼睛凝視前方一公尺。舌頭抵住上顎內側的牙齒根部。

②**調息是指調整氣息**。

用力慢慢的吐出腹部的氣息，再用力的吸氣，以相同的間隔反覆吐氣、吸氣的動作。利用氣息來呼吸。

③**調心是指調整心靈**。

不要鑽牛角尖，要經常調心、調身、調息。

「總之，不要想太多事，例如今天好熱啊、這種日子要趕快回家喝杯冰啤酒、要吃點冰的東西、先洗個澡、看看棒球賽……不要想太多，要把心帶到平和境界中。」

在道場中實際坐禪，從入堂到退堂，必須遵守一切規則，這也是一種修行。

「人可以裝飾自己的前面，卻無法裝飾自己的背後。一次坐禪爲四十分鐘，看看大家的背影，就能夠了解每個人的性格。積存壓力、心浮氣躁的人，經過幾次坐禪之後，也能夠維持堂堂正正的坐姿。姿勢的好壞與健康有關。」

與其抱持期待效果之心，還不如先修行。瞬間從壓力中解放出來的喜悅，對於強化自然治癒力（自癒力）及免疫力都有極大的貢獻。

55

鍛鍊法

芳香療法

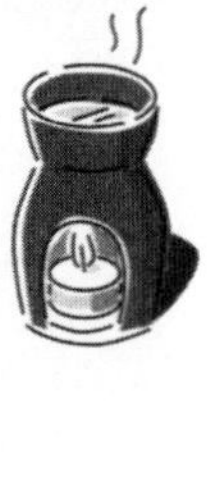

利用放鬆效果提高免疫力

香氣能活化免疫系統、荷爾蒙系統、自律神經系統

芳香療法（Aromatherapie），是指法國的盧內・莫里斯・加特伏塞於一九二八年所創造芳香（Aroma）與療法（Therapie）的組合詞。之所以創造這個字，有其因緣在。身爲化學家的他，在進行實驗時被燙傷，於是將患部浸泡在面前的薰衣草精油內。結果傷口痊癒，並未留下任何疤痕。

現今一般人認爲薰衣草精油具有「促進新細胞成長，新陳代謝旺盛」、「皮脂分泌平衡」、「改善肌膚狀態」、「抑制細菌增殖」、「緩和疼痛」、「穩定情緒和消除疲勞」、「消除精神緊張與緩和頭痛」、「改善子宮病痛」、「放鬆肌肉」等效果。

後來，經由不斷的研究，發現芳香療法具有各種效果。大多數的癌症專科醫師與內分泌科醫師也支持這種說法，認爲「芳香療法能夠預防癌症」。

人類身體的「免疫力」能夠對付癌症，具有抗癌的力量。當人體保持最佳狀態時，免疫力最強。一旦日常生活中充滿壓力，免疫力就會降低，這也是癌症開始萌芽的良機。

芳香療法能夠有效的紓解壓力。當聞到好的香氣時，腦部的腦下丘會受到刺激，下達讓免疫系統、內分泌（荷爾蒙）系統、自律神經系統活化的指令。當免疫系統的淋巴球活化時，便能夠擊退癌細胞，同時對自律神經系統產生作用，得到放鬆效果，最後消除壓力，獲得優質的睡眠。

就預防癌症方面，採取芳香療法時，要遵守以下六點原則：

①將精油稀釋當成按摩油使用時，要先進行肌膚測試，確認與膚質相合後才能使用。

②嬰兒或兒童最好不要使用精油。

③與紫外線產生反應時會劣化的精油，如果用來塗抹肌膚，三個小時內要避免直接照射到日光。

④不可飲用精油。

⑤選擇自己喜歡的香氣。

⑥選擇安全的純精油。

自律訓練法

一天花十五分鐘讓自己從壓力中解放出來

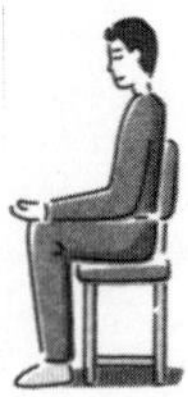

藉著自我暗示放鬆身心緊張的訓練

人類內臟的各器官，並非靠著意志而是藉由自律神經自動發揮作用。自律神經又包括交感神經與副交感神經：一旦承受壓力時，交感神經產生作用，緊張度提高，變得興奮；副交感神經則具有緩和作用，能夠放鬆全身，保持鎮靜。「當這個公式的平衡瓦解時，壓力與癌症等疾病就會發生。」（初台關谷診所・關谷透院長）

在日常生活中能夠預防這些疾病的有力方式，就是「自律訓練法」。藉著自我暗示放鬆身心緊張的訓練，是一九〇五年德國精神醫學家約翰尼斯・H・休爾茲教授所創立的心理學、生理學並用的治療法。

進行自律訓練法，首先要營造訓練環境。減少來自外部的刺激，在安靜的房間裡，將光線調得暗一些，播放波濤或森林之音等環境音樂，使氣氛更爲放鬆。服裝方面，則選擇寬大能讓自己放鬆的服裝。自律訓練法有幾個基本姿勢，這裡介紹的是坐在椅子上的姿勢：深坐在椅子上，雙腳貼地，兩膝之間保持一個拳頭大的空間，雙手手掌朝下置於膝上，輕輕張開手指。肩膀以這個姿勢用力上抬，在接下來的瞬間肩膀放鬆，陡然落下。在頭部輕輕往前倒的同時，嘴巴「叭」的張開，形成完全去除力量的狀態。其次，輕輕的閤上雙眼，進行自律訓練法。只有六種練習公式中第一種結束之後，一定要做下面的解除動作：①雙手慢慢緊握，慢慢張開，反覆進行二～三次。②雙肘的屈伸運動反覆進行二～三次。③伸個懶腰，反覆進行二～三次的深呼吸，最後再靜靜的張開雙眼。

記住這個動作以後，開始做第一套（四肢重感訓練）。在情緒穩定時，先從慣用手臂的練習開始，心中默唸「右手臂變得沈重」。並不是自己要讓右手臂沈重，而是感覺右手臂越來越重。接著，依序讓左手臂、右腳、左腳感到沈重。之後，在心中反覆默唸第一公式的最後話語「雙臂、雙腳都非常沈重」，然後做解除動作。

接下來做溫感訓練、心臟調整訓練、呼吸調整訓練、腹部溫感訓練、額頭的冷感訓練等。最初的重感訓練很重要，此外，也要記得做解除動作，否則身體和頭腦反而會變得不靈活。

「早上醒來後、早餐後、午餐後、晚餐後或就寢前都可以練習，每天做三次。一次做三～五分鐘。」（關谷院長）

57 鍛鍊法

鼻呼吸

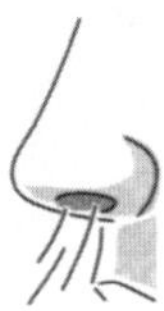

口呼吸會降低免疫力，對全身造成不良影響

利用鼻呼吸訓練降低罹患白血病或血癌的危險性

有人說「口呼吸是萬病的根源」。你會不會無意識中用口呼吸呢？首先檢查一下：①唇的厚度上下差距頗大。②下唇突出。③齒列不整，前齒突出。④只用嘴巴的單側咀嚼，有側躺或俯臥睡覺的習慣。⑤吃東西時會發出聲音。⑥早上起床時感覺喉嚨乾渴、刺痛。⑦在自然的狀態下，口唇半開。⑧嘴唇乾燥。⑨駝背、背骨朝前面或側面彎曲。

「出現這些情況的人在無意識中會用口呼吸，因這壞習慣造成如此的變化。」這是東京大學醫學部・口腔外科醫師西原克成博士的解釋。事實上，只有人類才能夠進行的口呼吸是萬病的根源！

西原博士提出警告：「爲了防止細胞或病毒入侵，喉嚨內有免疫系統中樞的淋巴組織，而且扁桃淋巴結十分發達。進行鼻呼吸時，附著在鼻孔內微細纖毛的黏膜能夠阻斷來自外部的有害物質。如果用口呼吸，則有害物質會立刻侵入體內。不用鼻子呼吸的話，就會使得鼻扁桃淋巴結發炎，導致免疫力降低，對全身造成不良影響。」

一旦免疫力紊亂，就容易引起關節風濕痛、異位性皮膚炎、氣喘、偏頭痛等免疫系統疾病。此外，也可能罹患花粉症、乾癬、濕疹等，「而且可能會罹患白血病、惡性淋巴瘤等血癌的疾病。事實上，與歐美國家相比，日本白血病的患者較多。」

其次，用口呼吸再加上只用嘴巴單側咀嚼食物、側躺、俯臥睡覺等不良習慣，會使臉部變得歪斜、牙齒形狀因爲擠壓而不整，背骨彎曲，這些對於女性在乎的容貌都會造成負面的影響。爲避免產生這種不良的影響，要將口呼吸改成鼻呼吸。習慣用口呼吸的人，務必實行以下三點：

①**嚼口香糖**。爲避免罹患蛀牙，要選擇無糖口香糖，一次咀嚼四十～五十分鐘，一天咀嚼三次。而且要用平常較少使用一側的下顎富於節奏的咀嚼。

②**不要用枕頭睡覺**。枕頭太高，容易引起打鼾，造成睡眠時無呼吸症候羣。如果非使用枕頭不可，請選用低而柔軟的枕頭。

③**戴口罩睡覺**。不想戴口罩的人，也可以利用運動選手使用的貼鼻膠帶。

58

鍛鍊法

面帶微笑輕鬆做運動

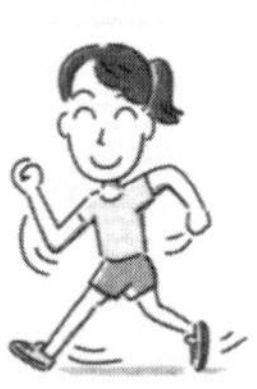

運動過度會使疲勞物質急速增加

面帶微笑聊天、輕鬆做運動才能得到防癌效果

生活習慣病當中，以高血壓最常見，其次是糖尿病。能夠預防並且避免疾病惡化的方法之一，就是「運動」。運動具有防癌效果。

美國的布雷亞博士，以一萬三千名健康人士爲對象進行免疫學調查。博士將結果分爲五組，而美國的《時代》雜誌爲了讓大家更容易了解，簡單的分爲「不運動的人」、「做散步程度運動的人」、「經常運動的人」三組。經過八年三個月的長期追踪，調查其中因爲疾病而死亡的人，並加以分類。圖表是以每一萬人中的死亡人數來表示。此外，由調查結果也可以知道，運動能夠預防心血管疾病。

在高血壓的運動療法研究中，堪稱是拓荒者的福岡大學醫學部荒川規矩男榮譽教授，曾在學會上和布雷亞博士討論這項調查結果。

教授說：「就運動能夠防癌這一點來看，博士在論文中的敘述是『腸的運動一旦活絡，就能夠消除便秘，減少大腸癌……』我個人則認爲，可能是身體的免疫機能提升所造成的結果。我把這想法告訴布雷亞博士，博士也同意。」

雖然無法完全了解運動和免疫力的關係，但筑波大學的田神一美副教授等人使用老鼠做實驗，證明運動能夠防止免疫機能減退。

那麼，就多做運動吧！但要注意「過猶不及」。荒川榮譽教授說：「運動過度，反而會使免疫機能降低。」

教授建議「面帶微笑輕鬆做運動」，這樣的運動量不會使免疫機能降低，是防癌需要的運動量。疲勞物質乳酸在運動到達某種程度時會增加，所以運動強度不要超過這個時點，亦即要採取微笑步調的運動。

●運動與疾病

布雷亞博士的免疫學調查

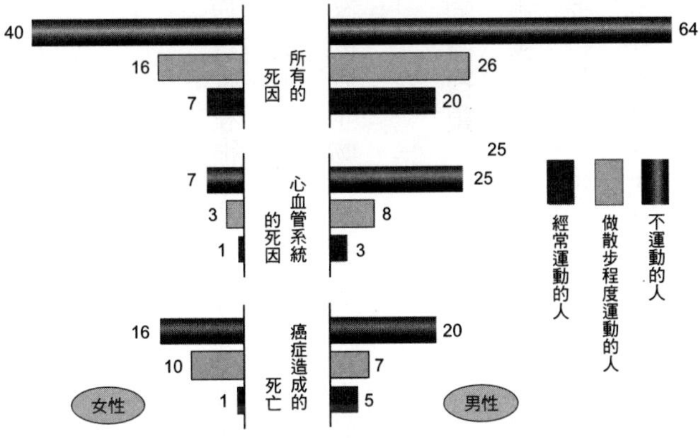

《時代》雜誌 1989 年 11 月 13 日號
（每 1 萬人的死亡人數）

「一邊面帶微笑的聊天，一邊輕鬆的做運動。就是這樣的步調。」

正確的測量運動強度，以了解血中的乳酸量是很重要的，但我們平常很難辦到這一點，所以可採用大致的標準，亦即測量運動中的脈搏數。目標的脈搏數是以如下的公式計算出來的：

一三八減（你的年齡÷二）＝目標脈搏數

運動的種類是走路，但是要在中途測量一分鐘的脈搏數實在很辛苦。這時可以測量十五秒鐘，再乘以四，以此方法來測定脈搏數。首先以一定的速度走九分鐘，然後停下來，立刻測量脈搏十五秒鐘。如果測得的數字與下面計算出來的數字吻合，就表示符合微笑步調運動的標準。

三十二減（你的年齡÷八）＝運動剛過後十五秒內的脈搏數

例如你今年三十二歲，以這個公式來計算，則你的脈搏數應該是二十八，一分鐘就是二十八×四＝一一二下。因爲是中途停下來測量，所以要再加十，也就是一二二下。

每天進行三十分鐘的微笑步調運動，或每隔一天做六十分鐘，就能遠離癌症。

59 蕈類菌絲體

生理活性物質「細胞分裂素」能夠提高免疫力 提高身體抵抗疾病的構造、免疫機能以預防癌症

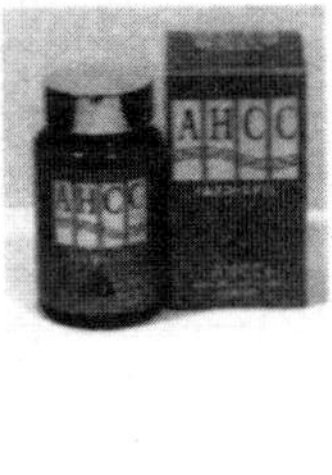

在希臘召開的「第三十二屆歐洲外科學會」中，發表了AHCC（活化的糖相關化合物）能夠有效抑制肝癌復發的臨床結果，備受世人矚目。

關西醫科大學第一外科的上山泰男教授研究團隊提出這個研究報告。他們在過去五年內，藉由臨床工作挑選出動過肝癌手術的患者，對於一天口服三公克AHCC的二十七名患者和未攝取的八十三名患者的術後經過進行分析。結果未攝取AHCC的患者術後第一年的生存率為八十三．八%，而攝取AHCC的患者，到第二年為止都沒有出現死亡者，亦即生存率高達百分之百。

肝癌的復發率則是，未攝取AHCC組為五十三%，攝取組為六．二%。換言之，AHCC能夠抑制癌症復發。

AHCC是由AMINO　UP化學（總公司在札幌）開發出來的健康食品原料，是將某種蕈的菌絲體經過酵素處理而形成的物質，亦即將蕈的成分變成人體容易吸收的

形態。

目前，日本約有四百家醫療機構使用ＡＨＣＣ，其中之一就是信州會診所（東京・中央區）。該診所的細川俊彥院長說：「他們大多數是癌症末期患者。從飲用ＡＨＣＣ的患者身上，讓我了解以下四點：ＡＨＣＣ能夠增進食慾、消除倦怠感、解除抗癌劑副作用掉髮的問題、抑制抗癌劑副作用白血球減少的問題。不過，這是指一天三餐飯後飲用三公克ＡＨＣＣ所得到的效果。」

罹患膽囊癌併發肺氣腫，被宣告生命只剩六個月的五十幾歲男性，利用這個方法，結果病情在第三個月得到改善，半年後中止使用抗癌劑，復原到只要使用ＡＨＣＣ就已足夠的狀態。「ＡＨＣＣ具有提高身體抵抗疾病的構造免疫機能的作用。」

同時，「也能增加為了增加免疫細胞而發揮作用的細胞分裂素這種生理活性物質。因此，能夠充分發揮預防的力量。」

全家人都因為感冒而臥病在床，但是飲用ＡＨＣＣ的癌症患者卻沒有感冒。從這個事實可以知道，ＡＨＣＣ能夠提升免疫力，也能夠充分防癌。「一天分二次共攝取二公克，即可達到預防效果。」

請經由醫師的指導來飲用ＡＨＣＣ，才能夠正確的得到預防效果。

第4章
嚴格遵守注意事項就能遠離癌症

60

嚴密注意

注意防晒

細心化妝是預防皮膚癌的對策

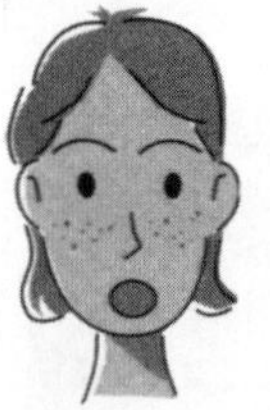

不化妝就外出容易罹患前癌階段的「日光角化症」

時下很流行「自然肌膚」的說法，因此一些對自己肌膚充滿自信的人，往往不化妝就外出，但是這種自信卻害你步入皮膚癌的第一步。根據神戶大學醫學部市橋正光教授研究團隊表示，不化妝就外出的女性罹患日光角化症的可能性，比化了妝再外出的女性高二十倍。

放任日光角化症不管，會進展到成爲皮膚癌的前癌狀態。一九九二至九五年四年內，在兵庫縣加西市接受團體健檢的一萬九千名二十歲以上的男女，檢查會暴露在陽光下的臉部和皮膚，確認出現疣狀角化症的男性有六十八人、女性三十七人，這個數字是每十萬人中罹患角化症的比例。事實上，他們也進行化妝與不化妝的區別。不化妝的人每十萬人中有三一八・二人罹患角化症，而化妝的人只有十七・一人。換言之，不化妝就外出的人罹患此病的危險性高十八・六倍。

很多人該提時代就讀位在海邊的學校，整天與海水爲伍，肌膚被太陽晒傷，甚至長水疱，這也承受著罹患角化症的危險。有這種經驗的人與沒有這種經驗的人相比，罹患角化症的機率高出三倍。

考慮到預防皮膚障礙方面的問題，一定要做好防晒工作。外出時的化妝，不僅是爲了美容上的考量，對於健康方面也有重大的影響。

「白人比較容易罹患皮膚癌，有色人種應該不用擔心吧！」

支持日光浴的人可能會提出這種反駁，但這是以往的見解，並不適用於今日。因爲會造成皮膚癌的紫外線逐年增加。根據美國太空總署（NASA）的研究報告顯示，包

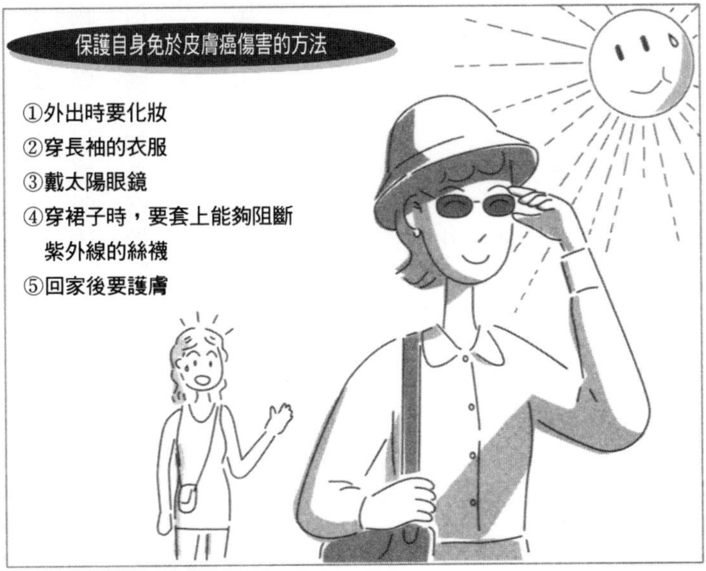
保護自身免於皮膚癌傷害的方法
①外出時要化妝
②穿長袖的衣服
③戴太陽眼鏡
④穿裙子時，要套上能夠阻斷紫外線的絲襪
⑤回家後要護膚

括日本在內的北半球中緯度地區，在未來十年內，所承受有害紫外線量將以六・八％的比例持續增加。NASA並且提出「這和人類罹患皮膚癌的增高有密切關係」的警告。

紫外線量增加，是因爲人類放出的氟氯碳化物破壞臭氧層所致。智利最南端的火山島地區，雖然大量羊羣藉著體毛覆蓋來保護身體，但眼睛仍無法免於紫外線的傷害而失明。

以人類而言，不僅是失明，甚至會引起包括皮膚癌在內的許多疾病。

女性們可以採取如下的對策來保護自身免於罹患可怕的皮膚癌：

①外出時要化妝。

②穿長袖的衣服。

③戴太陽眼鏡。

④穿裙子時，要套上能夠阻斷紫外線的絲襪。

⑤回家後要護膚。

最近的化妝品，多半具有去除紫外線等自由基的作用，使用這類化妝品也能預防皮膚癌。

61
嚴密注意

喝酒要適可而止

「百藥之長」喝得過多有害而無利

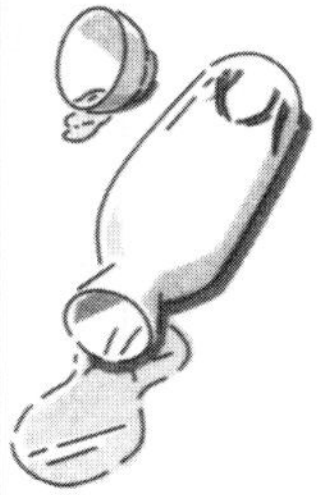

酒有「百藥之長」之稱，但是「飲酒過度」也會成為罹患癌症的危險因子。在國際版的「防癌十五法則」中，酒排名第六，其內容如下：「不建議各位喝酒。如果非喝不可，男性一天二杯以下、女性一杯以下為限。」這裡的一杯，如果是啤酒則為二百五十c.c.，葡萄酒為一百c.c.，威士忌酒為二十五c.c.。換言之，男性一天只能喝一瓶中瓶啤酒。

為什麼飲酒過量會罹患癌症？根據國際版「防癌十五法則」的內容敘述，飲酒過量會罹患口腔癌及咽癌、喉癌、食道癌、肝癌，且可能成為肺癌、大腸癌、乳癌的危險因子。世界衛生組織也發表「酒類對人類具有致癌性」的聲明。不過到目前為止，尚未出現能證明這個論調的研究報告。但是，的確有人大聲疾呼酒和癌症具有密切關係。

「喜歡喝烈酒的人容易罹患食道癌。」

而與食道癌同樣會受到酒影響的，包括口腔、咽部、喉部的癌症等。

多攝取維他命B1，邊抽菸邊喝酒是禁忌

根據法國的調查顯示，九十五%的食道癌患者都是喝酒不節制的人。到目前爲止的研究報告顯示，雖然酒不會直接對致癌產生作用，卻是使癌症發生的促進因子。鹽分較多的食物會成爲胃癌發生的促進因子，而酒也具有相同的作用。

經常喝啤酒的人，較容易罹患大腸癌和肺癌。而經常喝葡萄酒或啤酒的女性，則容易得乳癌。這是根據法國的免疫學調查得知的事實。

另一方面，經常喝葡萄酒的人較不容易罹患缺血性心臟疾病，這也是事實。

此外，大量飲酒容易罹患肝癌。長期每天喝酒五百～八百cc.的人，很容易罹患肝硬化。

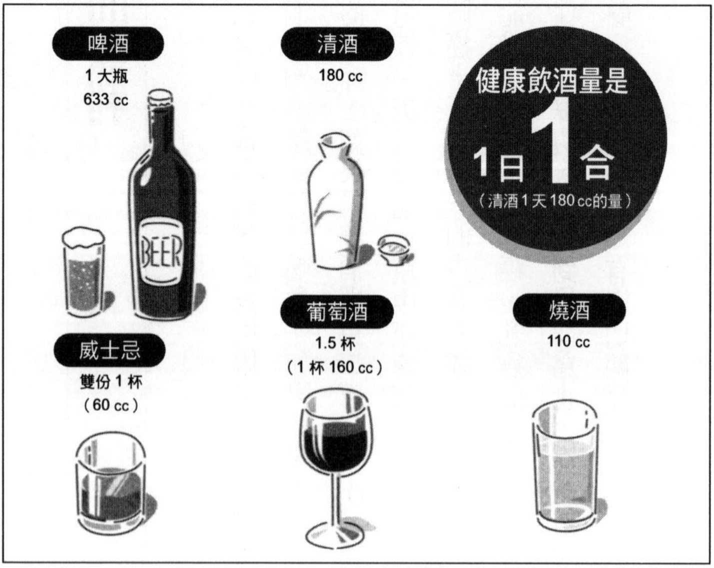

啤酒
1 大瓶
633 cc
BEER
清酒
180 cc
健康飲酒量是
1日1合
（清酒 1 天 180 cc的量）
威士忌
雙份 1 杯
（60 cc）
葡萄酒
1.5 杯
（1 杯 160 cc）
燒酒
110 cc

許多嗜酒人士在罹患肝癌之前就已經死亡，因爲會惡化爲肝癌者，多半是罹患病毒性肝炎而又無法戒酒的人。與其他病毒性肝炎患者相比，這些人容易在較早時期罹患肝癌。

想要和酒和平相處，每天最多只能喝一大瓶啤酒或一百八十cc.左右的清酒。烈酒則要以水酒或調溫水的方式飲用。喝酒時，要攝取更大量的維他命B_1。罹患病毒性肝炎的人，則要避免喝酒。葡萄酒和啤酒含有多酚，能夠防癌，但是飲用過量，則酒的不良影響力更強，千萬要注意。邊抽菸邊喝酒是禁忌，因爲喝酒容易讓菸的致癌性物質溶入細胞內。

總之，適量飲酒才是健康長壽的秘訣。

62

嚴密注意

保護自身免於電磁波之害

住在高壓電和變電所附近的孩子容易罹患白血病

減少使用電氣化製品的時間，請隨時拔掉插頭

由電線送出的電磁波對人體造成的影響到底有多大呢？美國環境衛生研究中心諮詢委員會發表聲明說：「電磁波是致癌因子！」不僅針對電線送出的電磁波，諮詢委員會也調查電視等一般家庭電氣化製品所產生的電磁波。他們採用免疫學調查，也利用動物細胞進行實驗。這些調查結果，使得美國從一九八九年開始重視電磁波問題，並視爲社會問題，其關鍵就在於「住在高壓電和變電所附近的孩子罹患白血病的機率比一般孩子高二～三倍」的研究報告。於是，透過免疫學調查，徹底進行住在高壓電附近的孩子與白血病的關係。

結果，雖然數字不像過去研究顯示的二～三倍這麼多，但是住在高壓電附近的孩子，罹患白血病的危險性的確較高。另外，報告中也顯示，在電磁波較多的環境中工作的大人，比一般人更容易罹患白血病。

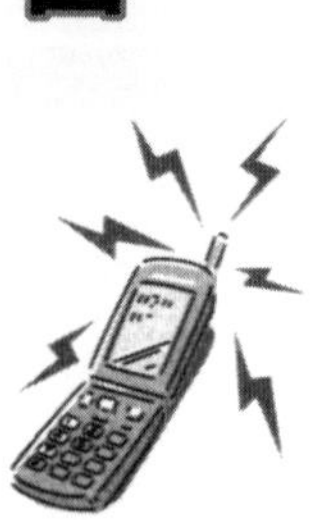

此外，全世界生產行動電話的六大廠商，在提出申請專利的相關文件中也提到「行動電話的電磁波會危害使用者的健康」。

使用普及的行動電話，電磁波就在眼前，會使眼球溫度上升攝氏一度以上。一旦上升到攝氏四度以上時，就有引起白內障的危險。

電磁波造成的影響日益明朗，如果不能夠完全阻斷電磁波，不光是白血病，也會提高罹患腦腫瘤等的危險。爲保護自身免於電磁波之害，必須實行以下四點：

①**縮短使用電氣化製品的時間**　如果室內都是電器，則即使每一種放射出的電磁波極少，但只要長時間暴露其間，就會對人體的健康造成威脅，因此要縮短使用時間。尤其是拿在頭部附近使用的行動電話或吹風機等，更要遵守這項原則。

②**與電氣化製品保持距離**　至少距離電視二公尺。使用微波爐時，也不要一直站在那裡。因爲有這種禁忌，所以有人認爲最好不要使用電氈。

③**盡量拔掉插頭**　不使用電器時，最好拔掉其電源插頭。

④**使用能夠阻斷電磁波的物品**　在操作電腦時，最好利用具有阻斷電磁波作用的辦公室圍裙等。

63

嚴密注意

避免食用太燙的食物

經常攝取太燙的食物容易罹患食道癌

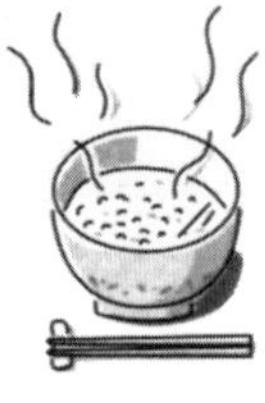

積極攝取維他命 B_2 能夠降低罹患食道癌的危險

日本版「防癌十二法則」由癌症研究中心發表，比美國癌症研究中心（AICR）提出的國際版「防癌十五法則」更早一步。

兩者提出的防癌對策一致，但是日本版特別提出「熱的食物等冷了再吃」的建議，這在國際版中沒有提及。

日本癌症研究中心考慮到喜歡吃熱的食物容易罹患食道癌，所以特別提出這項建議。昔日奈良縣、和歌山縣及三重縣這三個縣的邊界居民，罹患食道癌的人口較多，原因出在該地區特有的飲食習慣，也就是吃茶粥——好像喝茶似的，將很燙的粥喝入喉。根據許多研究報告指出，這種飲食習慣容易罹患食道癌。除了日本以外，中國北部的食道癌研究團隊也證明吃燙的食物與食道癌有關。

很多人都曾經有過吃熱食而燙傷嘴唇或舌頭的經驗。燙傷而刺痛的患部，黏膜變白，就是細胞變質的現象。

食物在進入胃之前，應該要與體溫相當，而負責這項任務的就是食道。所以如果食道經常受到太燙食物的物理刺激，那麼就容易罹患癌症。另外，喝酒精濃度太高的烈酒或吃太辣的食物，都有引發食道癌的危險。改變飲食生活習慣並不容易，但無論如何，還是要減少吃太燙食物的次數。如果眞的無法改善這種吃太燙食物的習慣，建議多攝取維他命B_2以減少罹患食道癌的危險。

根據食道癌發生率居世界第一的中國江南地區，所進行的維他命B_2與食道癌關係的免疫學調查顯示，維他命B_2的攝取量越少，食道癌的罹患率就越高。

在江南地區研究時，將居民分爲維他命B_2強化食與未投與兩組加以比較。結果發現，成長爲食道癌可能性較高的「小核」的發生頻率，以維他命B_2強化食組較低。關於其詳細原理，目前無法掌握，但是喜歡吃太燙食物的人，一定要積極的攝取維他命B_2。

64 嚴密注意 補充鈣質

鈣質和維他命D具有制癌作用

身體不易吸收的這些成分能抑制乳癌、大腸癌發生

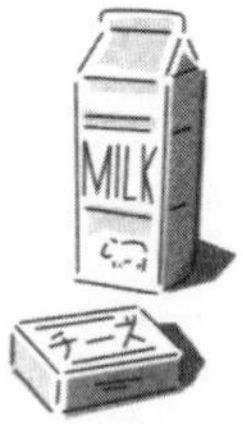

與骨質疏鬆症有密切關係的鈣一旦不足，就與癌症脫離不了關係。

根據美國加州大學加南德博士研究團隊所進行的免疫學調查顯示，鈣和維他命D的攝取量較多的地區，乳癌和大腸癌的罹患率較低。加南德博士確信其間存在著明確的因果關係。

亦即鈣和維他命D具有制癌作用，一旦不足，則制癌作用就會減弱。

如果大家了解鈣的作用，就會同意加南德博士的說法。人類是由六十兆個細胞所構成，這些細胞全都需要鈣。像神經傳導、細胞分裂、荷爾蒙分泌、免疫活動等，人類生存不可或缺的礦物質就是鈣。

除了具防癌作用以外，成人每天的鈣攝取量應爲六百毫克。但是根據日本一九五三年所進行的國民營養調查顯示，根本未及六百毫克的水準。到了一九九七年時爲五百七十九

毫克。即使努力攝取，仍嫌不足，這是因爲鈣不容易爲人體吸收的緣故。例如一次的飲食中攝取二一〇毫克的鈣，但是平均只有三分之一，也就是七十克能夠爲人體所吸收，其他的全都被排泄掉了。對牛奶吸收率最好爲五十%，魚爲三十五～四十%，對蔬菜的吸收率最差，爲十五～二十%。此外，和其他營養素的均衡與否也有極大的關係。例如攝取過多的食鹽、食物纖維或草酸，便會抑制鈣的吸收，所以擁有營養均衡的飲食生活十分重要。

同時，要遵守以下五個原則，才能夠提升鈣的吸收量：

①積極的攝取牛奶及乳製品。

②蔬菜、魚肉搭配攝取，才能夠提升鈣的吸收率。

③吃海鮮時，要一併攝取能夠排除鹽分的富含鉀食物。

④攝取維他命K含量較多的納豆，才能夠讓鈣留在骨骼並強化骨骼。

⑤攝取維他命D含量較多的食品，以促進鈣的吸收（鮪魚、鰻魚、乾香菇、鮭魚等），但也要在陽光下適度運動。

65
嚴密注意

避免吃發黴的食物

連續數十週每天吃發黴的花生容易得癌症

製造致癌物質「黃麴毒素」，使制癌基因產生變異

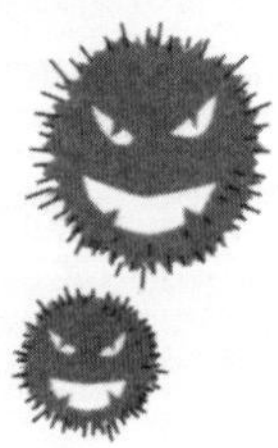

濕氣較重的日本，有如「黴菌天堂」一般。特別令人擔心的是，它會污染食物。

許多人都認爲，只要將食物放入冰箱內冷藏，一切就ＯＫ。但事實上，從冰箱內拿出的東西往往已經發黴了。有的人甚至沒有發現而吃下發黴的食物。這些人根本就不了解黴菌的可怕。

黴菌會製造致癌性物質，亦即「黴菌毒素」。目前已發現將近五十種，有二十種是來自食物。其中最可怕的致癌物質就是「黃麴毒素」。它會對輸入制癌程式的人類ＤＮＡ（制癌基因）發揮作用，引起基因突變。

一九六〇年，英國最先注意到黃麴毒素。當時超過十萬隻的火雞大量死亡，於是趕緊追查原因。結果發現火雞飼料中的花生發黴，而黴菌毒素是造成火雞死亡的元兇。這種黴菌是一種青黴菌，其所製造出來的物質就是黃麴毒素。

黃麴毒素會引發肝癌等，例如連續數十週每天吃一袋（一百五十公克）發黴的花生或杏仁果，將會遭遇癌症的侵襲。

花生、杏仁果、玉米或米等，往往是進口產品，雖然嚴格把關其衛生狀態，但直到今日仍然會檢測出黃麴毒素。

此外，被指出和食道癌有關的「黴菌毒素」，也存在於玉米中。不光是進口玉米，連國產品中也有。爲了保護自身免於這些黴菌毒素之害，千萬不要吃發黴的食物。但是根據神戶大學醫學部進行的調查結果顯示，每二十個日本人中就有十二人的血清中檢測出黃麴毒素。

如果不在意吃發黴的食品，那就表示你允許黃麴毒素入侵你的體內。

66

嚴密注意

排出戴奧辛

環境荷爾蒙的代表戴奧辛是罹患癌症的一大原因

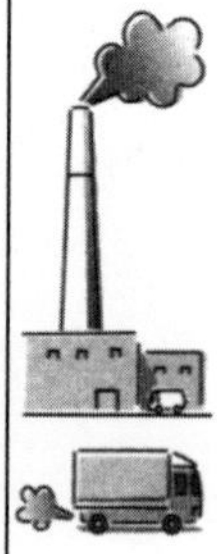

多攝取黃綠色蔬菜和食物纖維，可排出環境荷爾蒙

環境荷爾蒙已日漸成爲問題。人工化學物質進入體內，產生類似荷爾蒙的作用，對於正常的荷爾蒙作用造成不良的影響。換言之，打亂了正常的荷爾蒙作用，以「外因性擾亂內分泌化學物質」來加以命名，就是「環境荷爾蒙」。

據說現在環境荷爾蒙有六十七種，其中以戴奧辛、多氯聯苯（PCB）、DDT爲代表，而最具毒性的就是戴奧辛。垃圾焚化的過程最容易產生戴奧辛。此外，製造農藥的過程、汽車排放發氣等，以及人類吃了被污染的動物、魚、蔬菜等食物，都會受到戴奧辛的毒害，結果引起子宮內膜異位、精子減少及癌症等疾病。

戴奧辛和多氯聯苯不易爲人體分解，殘留性極高。根據日本福岡縣保健環境研究所森田邦正先生的報告指出，黃綠色蔬菜與食物纖維能夠促進戴奧辛排出體外。

食物纖維不僅能夠吸附戴奧辛，也能吸附食品添加物等許多環境荷爾蒙，使其成爲糞便排出體外，抑制其在體內的吸收量。黃綠色蔬菜中含有豐富的維他命A、C、E等，同時攝取，能夠發揮強化作用，產生強力的防癌效果。此外，維他命C也具有消除環境荷爾蒙之害的作用。

另外，像綠球藻、螺旋藻等健康食品，同樣可將戴奧辛排出體外。不光是去除活性氧，發揮抗腫瘤作用，解毒效果也很好。

雖說是解毒，但如果想要藉著提升肝功能的解毒作用來去除戴奧辛的不良影響，最好攝取富含牛磺酸的牡蠣精，或是使用由蝦殼、蟹殼製造出來的甲殼質殼聚醣，這樣就能夠吸附戴奧辛並將其排出體外。

綠球藻、螺旋藻、牡蠣精、甲殼質殼聚醣等健康食品，因廠商不同，品質有所差距，要慎加選擇。此外，在攝取食物纖維或黃綠色蔬菜時，一定要用水洗淨，燙過之後再吃或削皮後食用，也可以利用鹽或醋來清洗，這樣就能夠去除黃綠色蔬菜中的環境荷爾蒙。

67

嚴密注意

戒菸

抽菸使任何癌症的罹患率都提高一・五倍

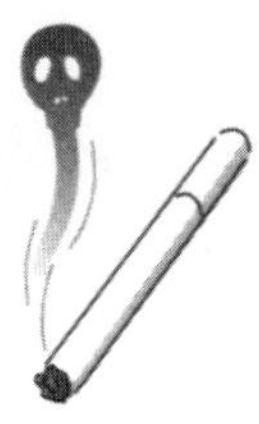

含二百多種有害物質，老菸槍的患癌率為常人的十五倍

國際版「防癌十五法則」的第十五項就是菸，可見戒菸和防癌有密切關係。「抽菸會使任何癌症的罹患率都提高一・五倍」，影響較大的癌症，包括口腔癌、喉癌、食道癌、肺癌、胰臟癌，影響中等程度的癌症爲鼻咽癌，而影響較小的則是結腸・直腸癌、腎癌。

香菸中含有二百種以上的有害物質，特別爲大家所熟悉，就是煤焦油、尼古丁、一氧化碳這三大有害物質。一氧化碳會阻礙氧的運送，造成全身缺氧。尼古丁會刺激交感神經，引起血管收縮作用，是導致狹心症或心肌梗塞的危險因子。

另外，煤焦油會引發癌症，堪稱是諸惡的元兇。根據報告顯示，喉癌患者九十九%都是吸菸者。

此外，與菸有密切關係的是肺癌。一天抽十～十四根香菸的人與不抽菸的人相比，肺癌的罹患率高達四倍。而一天抽菸五十根以上的老菸槍，罹患肺癌的危險性甚至高達十五倍以上。

在先進國家中，日本男性的吸菸率排名很前面。根據厚生省保健醫療局調查，日本男性吸菸率爲五十二・七％（一九九五年）。雖然最近男性吸菸率有降低的趨勢，但是女性的吸菸率卻逐日上升。

對女性而言，除了癌症之外，在懷孕時，也要考慮到吸菸對於胎兒所造成的影響，例如孕婦抽菸，容易引起早產、流產、常位胎盤早期剝離、胎死腹中等，也容易生下體重過輕兒、先天性畸形兒等。千萬不要因爲自己的無知，而讓孩子背負極大的痛苦。

在此，爲各位提供一個值得重視的資料。根據世界衛生組織的報告顯示，在世界上，一年約有四百萬人死於和菸有關的疾病，其

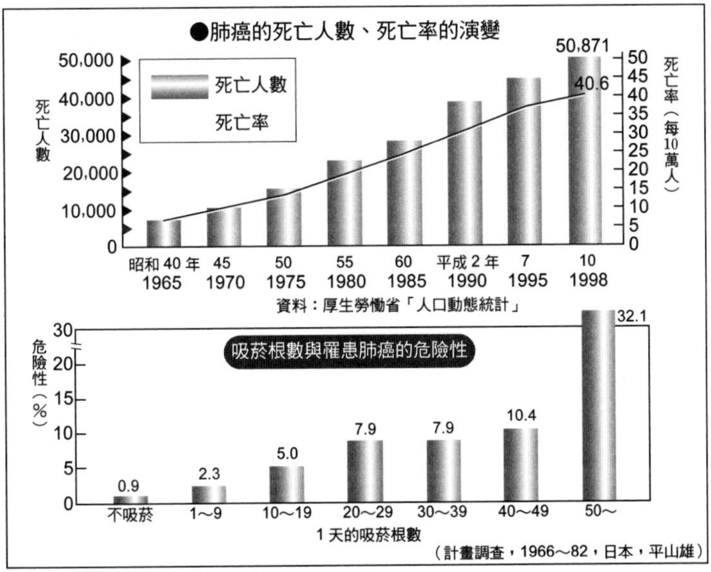

中日本佔了十一萬人。而在日本因爲交通意外事故死亡的人數，一年約爲一萬人；換言之，因爲「香菸病」而死亡的人爲其十一倍。想要從「香菸病」中解放出來，除了戒菸之外，別無他法；戒不了菸的人，最好去醫院的「戒菸門診」求助。

東京衛生醫院引介美國開發出來的方法，以「五天內戒掉菸」爲口號。此外，還有許多的戒菸門診，以這種支持戒菸的「尼古丁替換療法」爲主，藉由其他方法給予吸菸者尼古丁，這樣就可以緩和尼古丁脫癮症狀，包括了吸入藥、點鼻藥、尼古丁口香糖等。

尼古丁口香糖的成功率，依配方不同而有不同：經過三個月的指導，平均成功率爲五十%，半年後的平均成功率爲四十一%，一年後爲三十一%。如果再加上於上臂部、腹部、背部等不同部位使用尼古丁貼片，則更能夠提高成功率。只要有專科醫師的指導，就能增加戒菸成功的人數。

68 乳酸菌生產物質

健康的人腸內存在較多益菌，免疫力較高
能夠淨化腸道，提升細胞與血液的活力

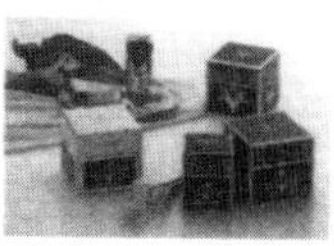

在日本，每年秋天會召開一次「日本癌症學會總會」，經常發表許多研究報告。其中一次，就是探討乳酸菌生產物質的「生源」。A・L・A中央研究所所長，即前理化學研究所動物實驗室室長水谷武夫先生，從一九九五年三月到目前為止，解析生源的力量，進行許多的研究報告。他所說明的「生源的力量能夠將大腸癌的發生率抑制在三十%以下」研究報告，備受矚目。

在此介紹一下他的研究。這是一個動物實驗，將小老鼠分為三組，每週一次，持續八週將會誘發大腸癌的物質二甲肼注射到小老鼠體內。A組給予普通的飼料，B組則是將普通的生源乾燥物三%混入飼料中，C組則是將含有菌體成分的生源乾燥物三%混入飼料中。十個月後，測定比較腫瘤發生率、平均腫瘤數、平均腫瘤大小。結果關於大腸腫瘤的發生率，A組為四個，B組為二・七個，C組為一・四個。換言之，生源發揮極大的抑制效果。

另外，關於腫瘤的平均大小，A組為直徑三．一毫米，B組為二．九毫米，C組為二．四毫米，也出現明顯的差距。

另外，根據「水谷先生的研究團隊所進行的研究，顯示生源可預防大腸癌。」東京女子醫科大學榮譽教授，西新宿廣場診所（新宿區西新宿）的出村博院長給予水谷先生的研究團隊極高的評價。

備受矚目的乳酸菌生產物質「生源」，藉由最新的高科技，篩選原料的菌種，強化各種菌株，確立培養法，完成了製品的生產。更詳細的說，就是在培養基中將大豆和十二種乳酸菌及四種酵母菌混合培養。人類的腸內棲息著一百兆個益菌和壞菌，而由益菌掌握健康的命運。

「調查某老人之家老人們的腸內細菌，結果發現十個人中有三個人的益菌為零，因此這些人容易罹患疾病或得癌症。」

相反的例子，則是著名的長壽村山梨縣上野原町的棡原地區。長壽者的腸內益菌高達六十～八十％，而能夠使腸內益菌增加的就是乳酸菌生產物質。

「不僅能提高免疫力，預防大腸癌，同時可預防肝癌、乳癌、肺癌、胃癌，並改善糖尿病及高血壓，其效果令人期待。」

第5章
已知的防癌新常識

69
新常識

不僅潰瘍，胃癌也和幽門螺旋桿菌有關

四十歲以上的人八十％受到幽門螺旋桿菌的感染為胃．十二指腸潰瘍的原因，WHO也確認會致癌

幽門螺旋桿菌不僅是胃．十二指腸潰瘍的原因之一，也可能和胃癌有關。一九九四年，世界衛生組織（WHO）發表「棲息在胃內的幽門螺旋桿菌很明顯具有致癌性」，認定其爲致癌物質。不過，和以往認定致癌物質稍有不同的是，以往認定的物質要先收集免疫學調查或動物實驗的資料，但關於幽門螺旋桿菌並沒有動物實驗的資料。一九九八年五月十五日號的美國醫學雜誌《癌症探索》中發表一份資料，亦即日本信州大學醫學部第一外科的杉山敦講師研究團隊發表實驗結果，證明幽門螺旋桿菌和胃癌有關。

讓長爪沙鼠攝取幽門螺旋桿菌而受到感染，接著持續二十週投與致癌物質亞硝基化合物。結果，十九隻中有七隻罹患胃癌。而同樣投與致癌物質但不讓其感染幽門螺旋桿菌的十八隻老鼠，則沒有罹患胃癌。

「因此，可以斷言幽門螺旋桿菌和胃癌的發生有關。也就是說，食鹽會加速胃癌進

行，而幽門螺旋桿菌卻具有和食鹽一樣的作用。」（杉山講師）

值得注意的是，四十歲以上的日本人中，感染幽門螺旋桿菌的機率高達八十%。在衛生環境不佳時代成長的人，感染率較高，而在衛生情況良好時代出生的十～二十幾歲的人，感染率降低爲二十%。

因此，對於胃及十二指腸潰瘍，要進行幽門螺旋桿菌的除菌。除菌後，抑制胃及十二指腸潰瘍的復發效果可以達到四～六・五倍。

這麼說來，除菌之後，胃癌的罹患率應該也會降低，同時預防胃癌吧！「目前只是針對胃・十二指腸潰瘍進行幽門螺旋

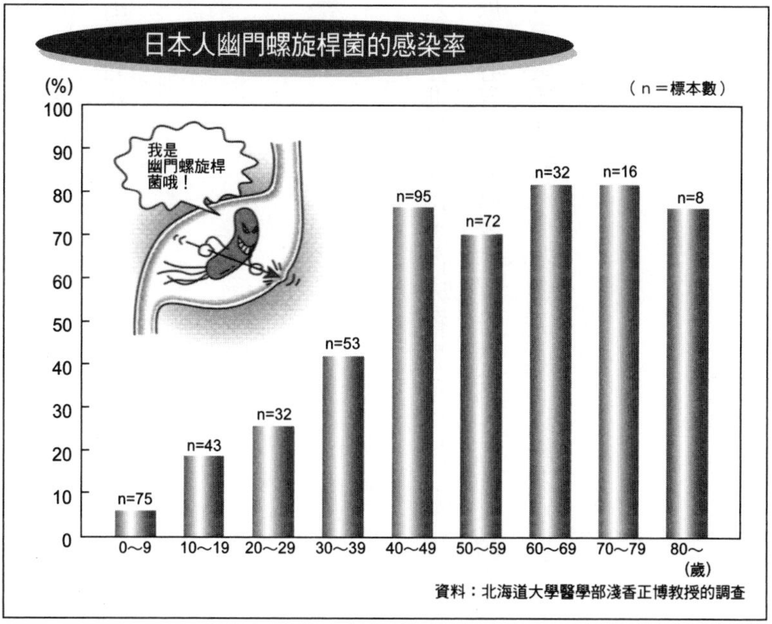

資料：北海道大學醫學部淺香正博教授的調查

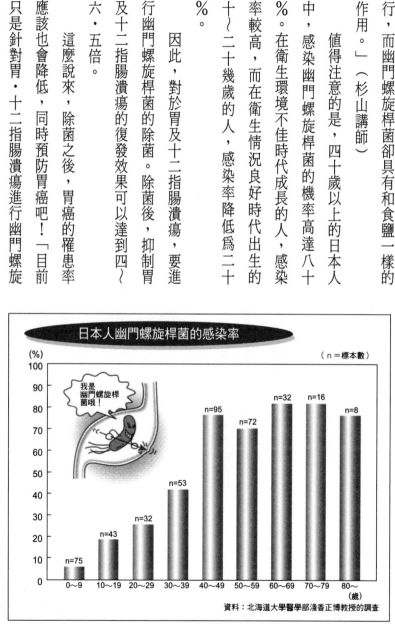

桿菌的除菌，並不能預防胃癌。」不過，雖然無法利用除菌的方式預防胃癌，但如果除菌成功而抑制胃・十二指腸潰瘍的復發，便可以減少罹患胃癌的危險性。

在尚未確認除菌能夠預防胃癌之前，杉山講師建議大家要做到以下三點：

①充分攝取新鮮的蔬菜

經由科學證明，蔬菜、水果具有防癌效果。

②減少食鹽的攝取量

根據研究結果顯示，食鹽會促進胃癌的發生。

③抑制幽門螺旋桿菌的感染

關於這一點，罹患胃・十二指腸潰瘍的人最好進行除菌，而未罹患這些疾病的人則要養成喝綠茶的習慣。根據靜岡縣西部濱松醫療中心等研究團隊的報告顯示，二十%的人經由喝綠茶能夠成功的去除幽門螺旋桿菌。臨床實驗所使用的兒茶素，如果以綠茶來計算的話，則一天要喝七～八杯較濃的綠茶。

70 新常識

只要能預防肝炎病毒，肝癌並不可怕

保護自身免於B、C型肝炎的感染，就能確實預防肝癌 但是一定要確實掌握感染途徑

癌症中較為人在意的，就是「肝癌」。並不是說肝癌本身很可怕，而是只要用心預防，就能夠「完全擺脫」。

肝癌並不像其他癌症一樣會轉移，最初在肝臟形成的就是「原發性肝癌」。這時大約八十%是經由B型、C型肝炎變為肝硬化，然後再演變成肝癌。而B型與C型肝炎中，B型為十%、C型為九十%的機率。讀到這裡，相信大家都已經了解了，亦即只要不罹患B型、C型肝炎，或是罹患之後能夠治療，那麼就不會得肝癌了。

引起肝癌的最大原因B型、C型肝炎又是什麼呢？

這是肝炎病毒。到目前為止，發現了A型、B型、C型、D型、E型、G型六種當中的二種。因為是病毒，所以各自有其感染途徑。

B型肝炎病毒的感染途徑是：

①體液・血液。
②輸血。
③醫療事故。
④血液製劑。
⑤母子感染。

在日本，目前輸血要經過篩檢。急性B型肝炎的感染，多半是性行爲感染，便不會形成慢性肝炎而導致肝癌。只有在三歲以下時期感染B型肝炎才容易慢性化，而帶原者（病毒潛藏在體內但是未發病的人）並不是全都會發病而變成慢性化肝炎，約十%會慢性化，而且幾乎是母子感染，但現在可以利用疫苗來預防。

其次是C型肝炎病毒的感染途徑。幾乎和B型相同，但目前不確定是否會經由

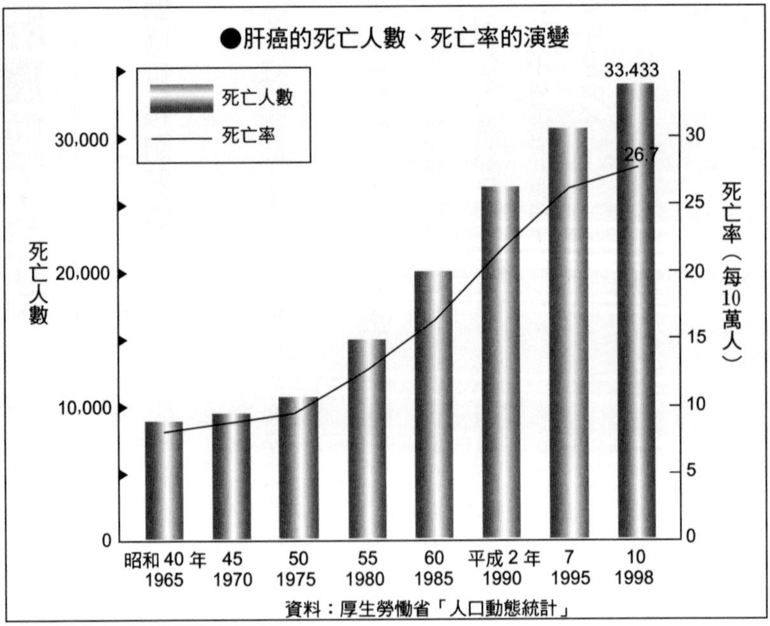

性行爲感染。這是因爲與B型相比，血中所含的病毒量極少的緣故。一旦感染了C型肝炎病毒，七十%會變成慢性肝炎，沒有明顯的症狀，也會慢性化。

現在，罹患B型、C型肝炎的人，大都是經由前述的感染途徑而感染的。

B型慢性肝炎可以採用「類固醇脫離療法」、「干擾素療法」等，而C型慢性肝炎則是廣泛使用「干擾素療法」等進行治療。干擾素療法的治癒率約三十%。長期進行這個治療，能夠提升治癒率。

不知道自己是否受到感染，則可以前往醫院接受B型、C型肝炎的檢查。確認感染後，就要定期接受專科醫師檢查，並且要注意肝功能的檢查數值，一旦出現異常，請儘早處理。

感染C型肝炎病毒後，大約十年內會變成慢性肝炎，其後十年會變成肝硬化，而又經過十年則會演變成肝癌。因此，絕對不可怠忽檢查。

沒有感染的人，也要了解「血液・體液」是感染的途徑。只要好好的預防，就能夠避免發生肝癌。

71

新常識

高氣壓地區的人短命，低氣壓地區的人長壽

氣壓會使血液中的粒細胞增加，提高致癌率所以要防止粒細胞的增加

「晴天容易發生闌尾炎」，新潟大學醫學部．醫動物免疫學的安保徹教授注意到這一點，而提出氣壓與疾病相關理論。

「調查分析氣壓，結果發現低氣壓區爲長壽縣，高氣壓區爲短命縣。生活在氣溫暖和、會產生上升氣流的地區和高地等低氣壓地區的人，副交感神經較發達，血中淋巴增加，所以長壽。相反的，生活在寒冷、空氣凝重，終年保持高氣壓地區的人，交感神經較發達，血中的粒細胞增加，所以短命。」（安保教授）

人類的血液中除了紅血球之外，還有保護自身免於外敵傷害的白血球。六十%的白血球是能夠吞食入侵體內細菌的粒細胞，三十五%是製造抗體、對付抗原的淋巴球，而剩下的五%則爲單核細胞，也會吞噬細菌。這一切的作用就是免疫作用。此外，還有在無意識中調節內臟等作用的自律神經，包括活動時的交感神經以及休息時的副交感神經二種。

氣壓、自律神經、白血球三者具有前述的法則，亦即高氣壓↓交感神經↓粒細胞增加↓闌尾炎、肺炎、扁桃腺炎等。低氣壓↓副交感神經↓淋巴球增加↓異位性皮膚炎等過敏疾病。那麼，在癌症方面呢？

「成人的癌症體質，是屬於與高氣壓有關的交感神經緊張型的『粒細胞人』。他們會展現旺盛的動力，在社會上相當活躍。活性氧會促進細胞分裂，而粒細胞死亡時，就會散發出活性氧。活動旺盛的人粒細胞較多，細胞分裂旺盛，致癌的機率也較高。」

只要接受血液檢查，就可以知道自己是屬於「粒細胞人」或「淋巴球人」。

如果女性的淋巴球比率爲三十八％，則男性爲三十五％，在正、負五％以內爲中間型，超過正五％以上爲「淋巴球人」，在負五％以下則爲「粒細胞人」。被判斷是癌症體質的「粒細胞人」，要重新評估自己的生活方式，並遵守以下三點原則：

①避免工作過度和熬夜。

②去除精神上的壓力。

③多吃蔬菜少吃肉。

遵守這些注意事項，重視粒細胞和淋巴球的規律，就能夠防癌。

72
新常識

「何時服藥、何時進食」都與防癌有關

生物體規律紊亂就容易罹患癌症
小心癌細胞在半夜會增加

遵照醫師的指示定時服藥，是有必要的。根據最近「時間治療學」的研究，可以更精準了解服藥時間的重要性。

以胃潰瘍爲例，傍晚到凌晨三點，胃酸濃度增強，所以最好在晚餐後或就寢前服藥。而狹心症或心律不整的情況，則是一大早服藥較有效。另外，像鎮痛劑、解熱劑，尤其是「華法令」等水楊酸系列的藥物，最好在上午八點左右服用。

對於癌症的投藥也是如此。每隔三小時給予罹患白血病的小老鼠抗白血病藥（Ara—c），尤其在清晨五點和早上八點大量給予，比在其他時間每隔三小時給予等量的藥物，能夠得到較高的生存率。

「癌細胞在半夜會分裂而增加。考慮到抗癌劑的效果，最好在晚上或早晨投與。」這是「時間醫學」的第一人，也就是山梨醫科大學田村康二教授的建議，他又說：

「這就是時間醫學中的時間治療學。時間醫學乃研究隨時間一起反覆進行的身體，亦即生物體規律所改變的人體構造，是可以用來診斷、治療、預防疾病的新醫學。」換言之，人體受到太陽週期的「生物時鐘」支配。人之所以會生病，是因爲生物體規律紊亂所造成。只要改善紊亂，就能夠治好疾病。因此，田村教授提出了「生物體規律健康法」。

★早睡早起　「生活規律的人，能夠提高抗癌的免疫機能。這是大阪大學的研究結果，是有科學根據。」

★工作與休息要取得平衡！

★利用泡澡放鬆身心　「皮膚擁有保護身體免於外界傷害的防禦構造，具有免疫等各種機能，盡量不要使用會沖洗掉這些機能的肥皂。」

★晚餐後一個小時內不可睡覺　這樣對消化不好。用餐時所補充的水分，在一個小時後會形成尿液。用餐後太早睡覺，會因爲出現尿意而無法熟睡。

★喝一杯牛奶　根據日本癌症研究中心的研究，這麼做能夠預防胃癌的發生。

「要長成直徑一公分的癌塊，需要花十年～十五年的時間，一旦超過一公分，則在短時間內就會增大。但是，只要配合生活規律，就能夠遠離癌症。」

73

新常識

蔬菜中的營養減少了！

現在蔬菜的維他命與礦物質含量大不如昔
要學習掌握利用蔬菜來防癌的吃法

與以前相比，現在蔬菜的營養含量少了許多。成分值的標準，是根據科學技術廳資源調查會所編的「五訂食品標準成分表」。根據成分表顯示，關於菠菜中維他命C的變化，一九五〇年時每一百公克的含量爲一百五十毫克，一九六三年爲一百毫克，一九八〇年變成六十五毫克。三十年內，菠菜中的維他命C含量減少爲四十％。當然，也有像番茄一樣維持原有營養含量的蔬菜，不過，大部分蔬菜的營養含量都減少了。礦物質的含量也是如此。這是因爲地球上的土地接受化學肥料或農藥，使得礦物質大爲流失。

隨著時代的演變，維他命和礦物質含量減少的蔬菜，其營養含量也會因季節不同而有很大的差距。以下是女子營養大學研究所辻村卓教授與生物有機化學研究室的實驗所證明的事實。

番茄的胡蘿蔔素含量，六月～九月以及一月、四月超過年平均測定值的三百六十四微克；七月時最高，達到五百二十八微克；最低是十一月，爲二百四十一微克。維他命C則是在五月～十二月時與年平均值大致相同，而其他時期較少。菠菜的維他命C含量在成分表中記載爲六十五毫克，不過根據實驗顯示，一年間平均爲四十三毫克。較多的時期是在十一月～二月，爲六十六・五毫克；三月～五月則慢慢減少，六月～十月減少爲巔峰期的三十%，亦即只有二十・八毫克。礦物質方面，以鐵爲例，減少爲成分表中所記載含量的一半。調查二十一種蔬果顯示，在維他命C方面，除了菠菜之外，花椰菜、馬鈴薯等的維他命C含量，也會因季節不同而產生很大的變動。而關於β—胡蘿蔔素方面，則以番茄、胡蘿蔔、花椰菜的變動較大。

因此，會使得病人復原較遲，原本健康的人也容易因爲缺乏維他命而罹患癌症。

請遵守以下注意事項來攝取蔬菜：

①要攝取當令季節的蔬菜。②爲了大量攝取蔬菜，請將蔬菜加熱後再食用，此外，可以利用煮汁攝取到較多的蔬菜湯。③在常溫下保存時，維他命會大量流失，所以要保存在一～四度的環境中。④要多攝取有機蔬菜。⑤有些蔬菜用油炒，較容易使得營養素進入體內，務必充分了解蔬菜的特徵。

74

新常識

容易得乳癌的「危險羣」！

有乳癌家族病歷的人要更小心！
請檢證遺傳、生產、初經、停經的年齡等各種危險因子

乳癌危險度最高者就是「得過乳癌的人」，爲六・〇〇。其次是「有乳癌家族歷的人」，爲二・八〇。而「罹患過良性乳腺疾病的人」，危險度也較高，爲二・七二。

「乳癌與遺傳有密切的關係，如果家中有得乳癌的親人，自己也屬於易得乳癌的高危險羣，因此要努力降低其他會得乳癌的危險性。每個月一次利用泡澡時進行乳癌的自我檢查。」（東松山醫師公會醫院，埼玉縣東松山市・小中千守副院長）

和遺傳一樣，會對乳癌產生強烈影響的，就是女性荷爾蒙雌激素。「初產年齡較高的人」或「超過三十歲而沒有生產經驗的人」其危險度爲一・六五。「初經年齡較早的人」、「十一歲以下就來初經的人」其危險度爲一・八五。「停經年齡較晚在五十五歲以上者」其危險度爲一・五六。「未婚」的危險度則爲三・〇〇，非常高。

「初產年齡、初經年齡、停經年齡、婚姻狀態的高危險羣，是指暴露在雌激素中時間

較長的人。爲了抑制危險度，鼓勵要生孩子。生二～三個孩子，更能夠降低得乳癌的危險性。」

其他的癌症受到食物的影響較大。雖然乳癌不像其他消化器官癌一樣深受食物的影響，不過，還是會受到飲食生活的影響。例如「過著『高脂肪、高營養』飲食生活的人」，其危險度高達一・四八。

「在日本，十萬名死亡人口中，有八人死於乳癌，在英國則爲四十九人。這是因爲英國女性攝取較多肉類和乳酪的緣故。根據美國方面的研究報告顯示，每天攝取豬肉的人，其罹患乳癌的危險率比不吃豬肉的人高二・五倍。」

高脂肪、高營養的飲食生活，當然會導致肥胖。「超過標準體重二十%以上」，則危險度爲一・四〇。而與肥胖有密切關係的脂肪中含有雌激素。「當然，肥胖的人不一定都會得乳癌，但是停經後發胖的一百人與瘦的一百人相比，較胖的人罹患乳癌的機率爲較瘦者的三～四倍。」

也許你會認爲，那麼最好遠離容易得乳癌的乳製品或豬肉等肉類食物。這是膚淺的想法，所以日本人也開始搭配攝取乳製品與肉類，藉此提升體力，維持年輕的身體。

總之，不要極端的只吃肉，要攝取營養均衡的飲食。根據美國癌症研究中心的建議，肉類的攝取標準是「一天攝取牛肉、豬肉等瘦肉八十公克以下」。如果吃肉，請攝取肉類數倍的蔬菜量。

根據美國普林格研究所的報告顯示，一天吃肉一次，並搭配魚類攝取——魚肉中含有DHA，能夠預防乳癌。此外，再加上蕈類與礦物質含量豐富的海藻，就更能夠提升營養的均衡度。

適度的運動也可預防乳癌。根據南加州大學癌症研究中心的報告顯示，每天早晚散步二十分鐘，具有預防乳癌的效果。

另外，發病的年齡「四十歲以上」，危險度爲一・四五。

在環境方面，居住於「大都市圈的人」危險度爲一・五〇。

職業方面，「專門・管理職」危險度爲一・九〇。放射線（X光檢查）方面，一年進行一次以上且次數增加時，危險度就會提高爲一・四二。想要避免罹患乳癌，就要盡量減少這些危險性。

罹患乳癌的危險因子

女性罹患乳癌的危險要因

參考富永祐民等人所著的《乳癌的臨床》

要　因	危險群	相對危險度
年齡	40 歲以上*	(1.45)
地區	大都市圈	(1.50)
職業・社會階層	專門・管理職	1.90
婚姻狀態	未婚*	3.00
初產年齡	30 歲以上（包括未生產在內）*	1.65
初潮年齡	11 歲以下	1.85
閉經年齡	55 歲以上*	1.56
肥胖	肥胖指數 1.2 以上*	1.40
營養	高脂肪、高營養	(1.48)
荷爾蒙劑	投與雌激素	(2.55)
放射線	經常或大量暴露在放射線中	(1.42)
曾罹患良性乳腺疾病	有*	2.72
乳癌的家族歷	有*	2.80
乳癌的既往歷	有*	6.00

本報告來自於乳癌危險因子的相對危險度及貢獻危險度

＊是指女性乳癌的高危險羣，30 歲以上的未婚女性屬於高危險羣

（　）內是加入的資料

75

新常識

容易得癌症與不容易得癌症的性格

容易得癌症及癌症容易惡化的人……
依性格的不同可以分辨出危險型！

容易罹患心肌梗塞的A型，是「競爭心強」、「焦躁」、「工作充滿幹勁」、「責任感強」、「有強烈攻擊傾向」、「小心謹慎」、「說話激動」、「容易緊張」的一型。而不容易得心肌梗塞的B型，則是相反的一型。這是美國循環器官內科醫師夫里德曼等人的研究報告結果。

事實上，這類性格與罹患癌症也有相關。

是否容易罹患癌症的性格，可以分爲A、B、C三種。「A型性格」競爭心強、具有攻擊性、精力旺盛、責任感強、希望提升自己的社會地位。和前述因爲心肌梗塞而造成危險的A型相同。「B型性格」與A型性格完全相反。「C型性格」則認眞、冷靜、合理、遵守社會規則、爲他人犧牲奉獻，考慮到他人的想法；個性較爲消極，不擅長與他人交際，容易壓抑自己的情緒而陷入絕望感中。

根據許多的研究報告顯示，C型性格是「容易罹患癌症的性格，一旦罹患癌症，會迅速惡化而死亡」。英國的精神醫師史蒂芬・格里亞說：「知道罹患乳癌後，固執己見的認爲自己不會罹患癌症，或不斷努力想要克服癌症的患者，較不容易復發，能夠存活較久。相反的，抱持絕望感的癌症患者，會迅速惡化而死亡。」

A型、B型性格的人，會努力的向醫師或家人訴說自己的想法，這也算是一種心理的傾訴。這種會積極傾訴的人，「與癌細胞搏鬥的淋巴球中的NK（自然殺手）細胞會活化。」這是匹茲堡癌症研究中心魯納德・哈巴曼教授提出的報告。

雖然這些報告是關於癌症患者的調查研究，但是在防癌方面也是如此。

A型性格的人能夠對付癌症，但卻是無法抵擋心肌梗塞的高危險羣。C型性格的人容易得癌症，但和B型性格一樣，不容易罹患心肌梗塞。

比較中庸的性格，就是B型性格。「對於日常的工作或生活沒有什麼不滿，容易知足，充分認識到幸福是什麼，別人都認爲他是好人。」

性格會因爲環境而改變。想要獲得健康長壽的人，不妨努力讓自己擁有B型性格吧！

76 新常識

期待母乳發揮預防大腸癌的效果

母乳中含量較多的「乳酰肝褐質」可預防大腸癌
母乳具有保護嬰兒免於疾病侵襲的力量

因爲戴奧辛公害而被視爲有問題的母親初乳，事實上，除了營養之外，還含有保護嬰兒免於疾病侵襲的抗體等重要成分。其中的乳酰肝褐質這種蛋白質備受矚目。癌症研究中心化學療法部的津田洋幸部長，在「日本癌症學會」中發表乳酰肝褐質具有預防大腸癌的作用。

一cc的母乳中含有二毫克乳酰肝褐質，是具有抗菌性的蛋白質。在初乳中濃度多達十五倍。此外，在眼淚、唾液及尿液中也含有些許的量。進行大腸癌實驗所使用的，則是從牛的鮮奶中提煉出的乳酰肝褐質。

給予小老鼠會罹患大腸癌的致癌性物質後，將老鼠分爲二組，每一組四十隻。A組給予普通飼料，B組則給予混入二％乳酰肝褐質的飼料。結果，A組的小老鼠約六十％罹患大腸癌，B組的小老鼠則只有十五％罹患大腸癌。亦即乳酰肝褐質不僅能保護嬰兒免於疾病的傷害，同時可預防大人的癌症。

有些嬰兒用奶粉和優酪乳中都添加了乳酰肝褐質。最近日本的藥局則注意到由美國俄亥俄州的史塔里研究所開發的「史塔里奶粉（免疫奶粉）」，其中也含有豐富的乳酰肝褐質，證實是能夠發揮母子免疫作用的優質奶粉。

★根據美國阿拉巴馬大學醫學部的研究，證明其能夠改善風濕關節炎的症狀。

★該大學醫學部進行的膽固醇實驗，證明史塔里奶粉能夠減少壞膽固醇。

★紐西蘭的奧克蘭大學則進行關於防止發炎等的臨床報告。

在日本，以九州大學生物體防禦醫學研究所野本龜久雄教授爲主的研究團隊，進行基礎研究，經由動物實驗確認該物質具有治療癌症的效果。得知這個消息的一些醫院，試著讓接受癌症治療的患者攝取這種奶粉。結果，不僅身體狀況變好，同時緩和了抗癌劑和放射線所產生的副作用。

在美國，對於這種史塔里奶粉的飲用標準進行測試，結果是體重一公斤攝取一～二公克，一天攝取二十～一百公克。用冷水或五十度以下的溫水沖泡即可飲用。

77

新常識

維他命和礦物質攝取過剩會得癌症嗎？

積極攝取營養輔助食品和維他命劑時，要小心攝取過剩的問題

一般人都認爲大量攝取維他命也無妨。但是日本厚生勞働省卻提出「過剩攝取很危險」的七項維他命和十一項礦物質之一日攝取量上限值，制定出「日本人的營養需要量」。

★**維他命A** 上限值爲五〇〇〇IU（國際單位）。可以預防視力減退、促進成長、預防呼吸道感染、防癌。但是攝取過多，則數個月後會出現下痢、噁心的現象，造成免疫力減退，喪失防癌的功用。

★**維他命B_6** 上限值爲一百毫克。能夠防止老化，預防各種神經、皮膚疾病。但是攝取過多時，會出現失眠的副作用。只要腸內益菌較多，就可以藉著腸內益菌合成，因此不會缺乏。

★**維他命D** 上限值爲二〇〇〇IU。可以藉由日光浴製造或經由飲食獲得。對於保養骨骼或牙齒不可或缺的鈣和磷，能夠發揮積極的作用。長期過剩攝取，會出現噁心、下

痢、皮膚發癢、口渴等症狀，而且鈣會沈著於各種臟器中而引起症狀。一旦沈著在腎臟時，就會引起水腎症。

★維他命E 上限值爲六百毫克。是抗氧化維他命，能夠充分發揮防癌的效果。雖然過剩攝取不具毒性，不過最近發現，攝取過多，將會喪失制癌作用，相反的，還會引起致癌作用。

★維他命K 三萬微克。對於正常的血液凝固是不可或缺的物質，能夠防止內出血等。但是攝取過多，會使紅血球遭到破壞，引起貧血，此外，也會導致血流不止。

★菸酸 上限值爲三十毫克，亦稱爲維他命B_3。能夠調整皮膚、消化器官、血液循環。攝取過多，則除了皮膚發癢之外，也會使糖尿病、肝功能障礙、痛風等惡化。

★葉酸 上限值爲一千微克。有助於蛋白質代謝，對基因的生產及修復具有重要的作用。維他命B_{12}與葉酸一起發揮作用，可預防肺癌發生。但是攝取過多時，除了引起過敏性皮膚炎，也會出現胃腸及神經方面的症狀。

此外，在礦物質方面，鈣常攝取不足，其上限值爲二千五百毫克，要時時注意。

78

新常識

不容易罹患癌症的高明減肥法

停經後發胖的人乳癌罹患率會提高三～四倍！毫不勉強的減肥，才能夠擺脫癌症的危險因子——肥胖

根據許多報告顯示，肥胖會引起癌症或促使癌症發生。「停經後發胖的一百人和較瘦的一百人相比，結果發胖的人得乳癌的機率會提高三～四倍。」這是美國方面的研究報告。在日本，愛知縣癌症中心研究所田島和雄部長的研究團隊也提出類似的報告。

這時以BMI（體格指數）為肥胖指標。在國際上，經常使用這個方法來判定肥胖度，亦即以體重（公斤）除以身高（公尺）的二次方所求得的數值。數值二十二最為理想，標準是十九～二十四，超過二十五以上就算是肥胖。

根據田島部長研究團隊的研究顯示，停經後發胖的女性，得乳癌的危險性會提高。比較BMI為十九・七三以下的人和二十四・一三以上的人，則後者罹患乳癌的危險度會提高二倍以上。換言之，停經後一直維持肥胖的人或停經後開始發胖的人，得乳癌的危險性較高。

此外，一旦肥胖，會引起無排卵症或不孕症。結果，子宮內膜脂肪中的雌激素增加，會加速罹患子宮癌。根據美國癌症研究中心的研究報告指示，肥胖會促進腎癌、膽囊癌、大腸癌、前列腺癌的發生。

肥胖男性罹患前列腺癌的比率爲正常體重者的二・五倍。而女性較不容易罹患大腸癌，不過肥胖度爲三十～四十%的人，大腸癌的罹患率爲正常體重者的一・三倍。

爲了遠離癌症，到底要維持什麼樣的體重比較好呢？美國癌症研究中心指出「BMI維持在十八・五～二十五；成年之後，體重避免增加五公斤以上」。

高明的減肥法，就是：

①規律正常的攝取三餐。不要吃零食或點心。
②食物入口後，咀嚼三十下再吞嚥；在尚未吃進很多食物以前，就能夠得到滿足感。
③一天要均衡攝取三十種食物。
④要正確掌握自己所需要的熱量，只能攝取必要的熱量。
⑤做運動。例如一天進行二次二十分鐘的走路，以十二分鐘走完一公里的速度來進行。在走十二～十三分鐘以後，脂肪才會開始燃燒，所以一次要走二十分鐘。
⑥晚上七點～凌晨二點之間不要吃東西。

79
新常識

利用安全性行為預防子宮頸癌

現在二十幾歲的人已開始出現子宮頸癌
因為和人乳頭瘤病毒有關而成為話題，那麼該如何預防子宮頸癌呢？

引起癌症的原因很多，其中之一就是病毒。日本西部地區較多人罹患成人T細胞白血病、肝癌以及在子宮入口附近形成的子宮頸癌，這都和病毒有關。

這個病毒就是人乳頭瘤病毒（HPV）。

「在以前就懷疑子宮頸癌是病毒所造成的。七十五歲至八十五歲的患者，可能是單純疱疹病毒造成子宮頸癌。」（東京醫科大學醫院婦科・高山雅臣教授）

經過追蹤調查，發現感染?疹的女性卻與子宮頸癌的發生「無關」。這時浮上檯面的就是HPV。

「感染HPV的人，較容易發生子宮頸癌前癌狀態的隆起性病變。」

由德國的恰豪詹教授所發現的這個病毒，在以前是形成尖頭濕疣這種良性疣的病毒。

現在已知的HPV有八十幾種，並且了解會導致癌化的惡性HPV。

「十六、十八、三十一、三十三、三十五、五十二、五十八型，都是子宮頸癌或變生（化生）經常看到的型。」

一般女性的感染率達七%左右，高度異形上皮的人，則HPV的發現率將近六〇%。

「在進行癌的患者身上，幾乎都會發現HPV，但是也會出現相反的情況。由此看來，HPV可能和子宮頸癌的初期有關，而到了進行階段，就不再產生作用了。」

與子宮頸癌有關的HPV，主要是經由性交造成感染，也算是一種STD（性感染症）。所以，子宮頸癌的危險因子包括：

●子宮頸癌的死亡人數、死亡率的演變

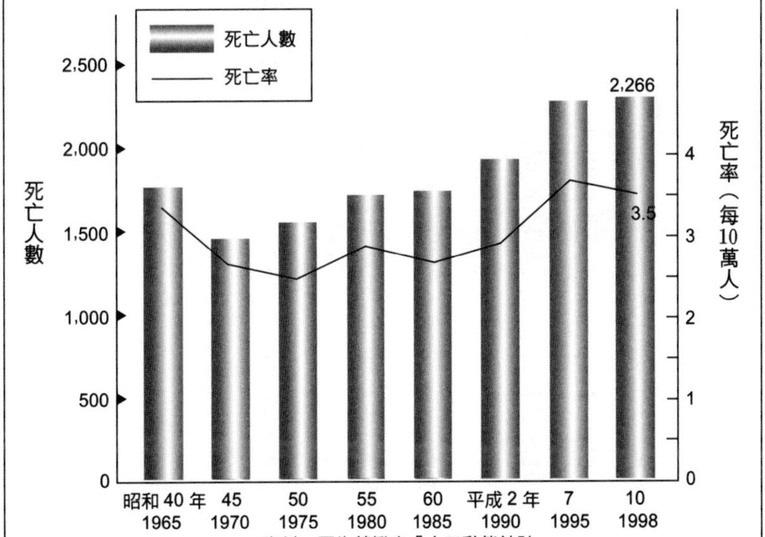

資料：厚生勞働省「人口動態統計」

①年齡輕就開始性交。

②擁有多數不特定的性伴侶。

③和與複數女性進行性交的男性發生性行為。

換言之，預防子宮頸癌的重點，就是不要感染ＨＰＶ，並努力防止前述三種危險因素發生。

很多人認為只要使用保險套就ＯＫ，雖然保險套能夠防止愛滋病，但是無法百分之百防止ＨＰＶ的感染。

首先要檢查是否感染ＨＰＶ。若有疑惑，可以前往醫院調查惡性的十幾種ＨＰＶ。

「即使發現感染ＨＰＶ，但是目前並沒有能夠去除ＨＰＶ的藥物。亦即無法治療或預防。」

經由ＨＰＶ檢查而得知感染後，唯一能做的，就是每三個月接受一次子宮頸癌定期檢查。如果在前癌階段的異形上皮或零期癌就發現的話，則能輕易的治療並保留子宮。現在二十幾歲就罹患子宮頸癌的例子增加，因此首先要進行檢查，確認是否感染ＨＰＶ。

80 香菇菌絲體萃取劑

可活化免疫力，具有抗病毒作用
發揮抑制轉移為肝癌的效果

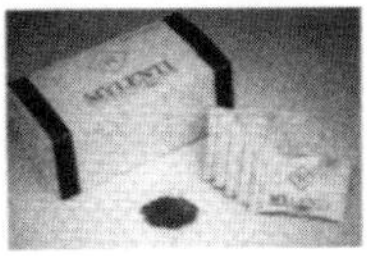

因為慢性病毒性肝炎而煩惱的人，可以利用由大學醫院的醫療機構和各研究機構認定具有優良作用的健康食品，亦即「香菇菌絲體萃取劑（L・E・M）」。

神奈川縣茅崎市的茅崎市立醫院，利用香菇菌絲體萃取劑來治療病毒性肝炎患者。經由十年的臨床例顯示，七十五名攝取香菇菌絲體萃取劑的患者中，只有二人轉移為肝癌。通常演變成肝癌的轉移率為十％，結果卻降為三％、七％。而服用病毒性肝炎治療藥「干擾素」的八十七名B型肝炎患者中，只有一人轉移為肝癌，機率更小，只有一・一五％。

病毒性肝炎的專科醫師基於這些報告例，也認定「香菇菌絲體萃取劑具有抑制轉移為肝癌的效果」。一天飲用二～三公克，一個月內，顯示肝功能的GOT、GPT數值會接近標準值。

很多人認為只要「煎煮香菇，就能夠製造出香菇菌絲體萃取劑」，這是錯誤的想法。由蕈傘內側逸出的孢子，在一定的條件下生成產生香菇的香菇菌絲體。簡言之，就像懷孕的狀態。在這個時期，營養的吸收到達巔峰，而提煉出的萃取劑中含有許多有效成分，會對生物體機能造成影響。

「從超過二千種的香菇菌中嚴格挑選出一種，利用特殊方法加以培養並萃取，成為極品香菇菌絲體萃取劑。其成分已經是生香菇一千五百倍的濃縮品。」這是長岡L·E·M研究所（東京·荒川區）的長岡均所長提出的報告。

在許多成分中，特別值得注意的是「多醣蛋白」、「木素」、「香菇嘌呤」、「香菇醣」。多醣蛋白能夠活化免疫力，而木素具有抗病毒作用，香菇嘌呤則能夠降低脂肪，香菇醣具有抗腫瘤及活化免疫作用，甚至被製成醫藥品來使用。

利用絕食老鼠進行實驗，發現不只是肝臟，香菇菌絲體能夠到達體內所有的臟器，預防所有臟器的細胞癌化。

本書中所提供的資訊與方法並非要取代正統的醫療程序，因個人體質、年齡、性別、特殊病史等各異，若您有任何身體上的不適，我們建議您應請教專業的醫護人員。

每天排毒抗癌的80個方法

作者／松井宏夫
譯者／林碧清
責任編輯／馬興國
出版者／世茂出版有限公司
地址／（二三一）台北縣新店市民生路十九號五樓
電話／（〇二）二二一八三二七七
傳真／（〇二）二二一八三二三九（訂書專線）
（〇二）二二一八七五三九
劃撥／一九九一一八四一
單次郵購總金額未滿五〇〇元（含），請加50元掛號費
世茂酷書網路書店／www.coolbooks.com.tw
讀者服務信箱／Service@coolbooks.com.tw
電腦排版／伊甸社會福利基金會附設電腦排版
製版印刷／世和印製企業有限公司
初版一刷／二〇〇三年十一月
九刷／二〇一一年四月
定價／一八〇元

國家圖書館出版品預行編目資料

每天排毒抗癌的 80 個方法／松井宏夫著；林碧清譯.-- 初版 .--臺北縣新店市：世茂，2003〔民 92〕
面；　　公分

ISBN 957-776-556-4（平裝）

1.食物治療　2.健康法　3.癌　4.健康食品

418.91　　　　92017852

請沿虛線剪下裝訂寄回，謝謝！

世茂好書・豐富心靈

世潮精典・智慧同行

大量訂購請洽(02)22183277

廣告回函

北區郵政管理局登記證
北台字第 9 7 0 2 號
免貼郵票

231台北縣新店市民生路19號5樓

世 茂 出 版 社

世潮出版有限公司　收

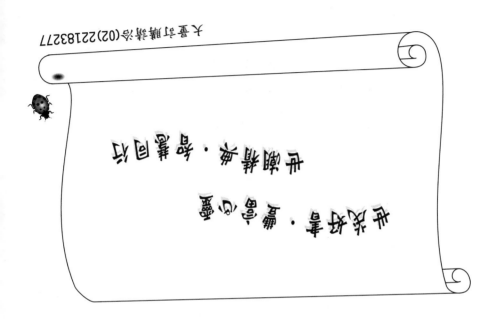

請沿虛線剪下裝訂寄回，謝謝！

讀者回函卡

感謝您購買本書，為了提供您更好的服務，請填妥以下資料。
我們將不定期寄給您最新出版訊息、優惠通知及活動消息，當然您也可以E-mail：chien218@ms5.hinet.net，提供給我們寶貴的建議，我們絕對可以聽見您的聲音。

我們將由回函中抽出幸運讀者，致贈精美書籤明信片乙套。

您的資料（請填寫清楚以方便我們寄書訊給您）

購買書名：____________________

姓名：__________ 生日：____年____月____日

性別：□男 □女 E-MAIL：__________@__________

地址：□□□________縣市________鄉鎮市區________路街
________段________巷________弄________號________樓

連絡電話：____________________

職業：□傳播 □資訊 □商 □工 □軍公教 □學生 □其他：________

學歷：□碩士以上 □大學 □專科 □高中 □國中及以下

購買地點：□書店 □郵購 □網路書店 □便利商店 □量販店 □其他________

購買此書原因：___ ___ ___ ___ ___ ___（請按優先順序填寫）

1封面設計 2價格 3內容 4親友介紹 5廣告宣傳 6其他：________

本書評價：____封面設計 1非常滿意 2滿意 3普通 4應改進
____內容 1非常滿意 2滿意 3普通 4應改進
____編輯 1非常滿意 2滿意 3普通 4應改進
____校對 1非常滿意 2滿意 3普通 4應改進
____定價 1非常滿意 2滿意 3普通 4應改進

給我們的建議：..

....

....